JN118936

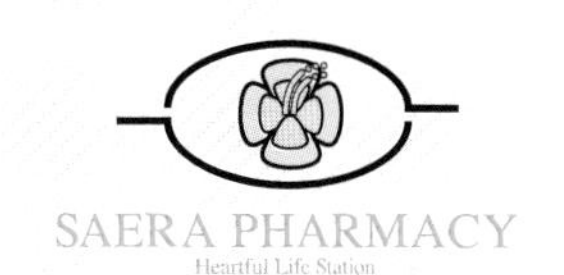

薬局薬剤師による

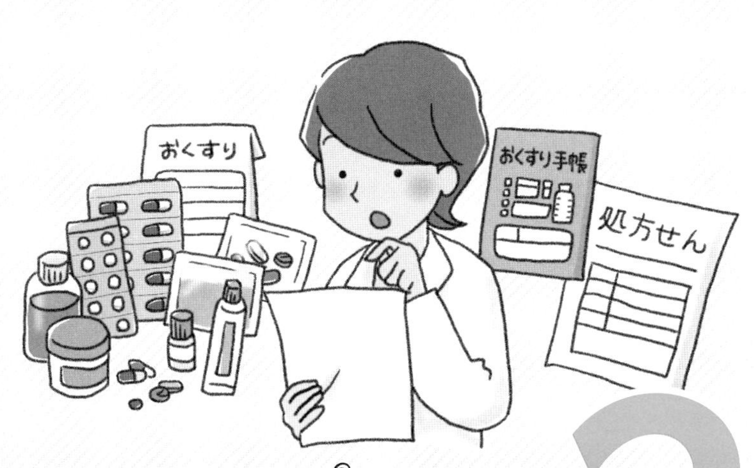

『プレアボイド』実学2

監修　恩田光子　大阪医科薬科大学薬学部教授

編著　サエラ社外報告研究会

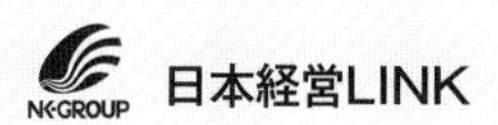

日本経営LINK

本書に書かれた内容は、サエラ薬局グループ各店舗で対応したプレアボイドの一部を事例掲載したものです。

本書の内容については充分に検証していますが、完全さを保証するものではありません。

実際に対応される場合は必ず最新の添付文書等の情報をご参照ください。

序　文

サエラ薬局グループ・社外報告研究会では、「薬の適正使用に貢献する」ことを目的に活動を行っています。薬局ヒヤリ・ハット事例収集・分析事業へのプレアボイド報告、PMDA(医薬品医療機器総合機構)への副作用報告、病院・クリニックへの服薬情報等提供、をサエラ薬局グループでは「社外報告」と総称しています。各店舗で実施しているこれらの「社外報告」の詳細を調べ、どのような着眼点で問題に気づいたのか、またどのような行動、結果になったのかを研究会メンバーで症例検討しています。

2021年9月に出版した「プレアボイド実学」では、2020年11月に開催した「サエラ・プレアボイド・アワード」でサエラ薬局グループ全店舗から収集したプレアボイド事例をもとに編纂しました。その後もサエラ薬局グループでは、毎月、各店舗で発生したプレアボイド事例を収集し、「プレアボイド月間MVP」として表彰しています。今回の「プレアボイド実学２」は、その「プレアボイド月間MVP」に選出された事例をもとに編纂しています。

「サエラ・プレアボイド・アワード」も「プレアボイド月間MVP」も、単に好事例を表彰することが目的ではありません。いずれも、サエラ薬局グループに所属する薬剤師による投票によって優秀事例が決定しますが、投票するにあたり各店舗で発生したプレアボイド事例を知ることになります。これにより、一つの事例を薬剤師個々の暗黙知に留めるのではなく、全店舗・全薬剤師が共有することで、患者様や地域の皆様に活かすことが出来ると考えています。

薬局薬剤師は、対人業務を通して薬局機能の高次化を進め、いかに「薬の適正使用に貢献することができるのか」が問われる時代であると思います。そのためには、様々な視点から患者背景や処方内容を捉える必要があります。「プレアボイド実学」、「プレアボイド実学２」をご覧いただくことで、今までとは違う角度の見方・考え方、アプローチ方法を知ることがあるかもしれません。読んでいただいた方には、小さな気付きで良いので何か感じ取っていただける本になればと考えています。

患者様の病歴や背景、処方薬は個々に違うため、薬局の現場において全く同じ事例に出会うことはありません。そのため、似たようなケースに遭遇した際に事例を活用して対応できるように、エピソードに加えて解説と知識の深掘りを記載しています。

薬剤師の皆さんが本書を日々の業務に役立てていただき、薬の適正使用に貢献し、薬局機能の高次化と地域の皆様の健康生活にお役立ちすることにつながれば幸いです。

2023年4月

株式会社サエラ　上田 利幸

著者代表

目　次

誤嚥性肺炎のリスクのある患者に対するデキストロメトルファンの処方

漫然投与

■ 基礎情報とエピソード

年齢（性別）：85歳（男性）

患者背景：独居で週5日デイサービスを利用している。自身での服薬管理が困難なため薬剤師が月に一度自宅を訪問し、服薬管理と服薬指導をしている。心機能の低下と慢性閉塞性肺疾患（COPD）、気管支喘息を合併しているため日常動作で息切れが現れることがあり、デキストロメトルファン臭化水素酸塩水和物錠が長期間処方されている。

現病歴：心肥大、心不全、COPD、気管支喘息

介入時考慮した項目：デキストロメトルファンの漫然投与（1年以上）

薬の管理者：本人

服用できない剤形：なし

有害事象：なし

調剤時における注意点：一包化、お薬カレンダーへセット

処方状況：

	薬剤名	用量	用法
介入前	➡ **デキストロメトルファン臭化水素酸塩水和物錠15mg**	**2錠**	**朝夕食後**
	チオトロピウム臭化物水和物2.5μg吸入剤60吸入	1回2吸入	1日1回
	ブデソニド／ホルモテロールフマル酸塩水和物吸入剤60吸入	1回2吸入	1日2回
	アゾセミド錠60mg	1錠	朝食後
	トルバプタン口腔内崩壊錠7.5mg	0.5錠	朝食後
▼	薬剤名	用量	用法
介入後	➡ 削除	ー	ー
	チオトロピウム臭化物水和物2.5μg吸入剤60吸入	1回2吸入	1日1回
	ブデソニド／ホルモテロールフマル酸塩水和物吸入剤60吸入	1回2吸入	1日2回
	アゾセミド錠60mg	1錠	朝食後
	トルバプタン口腔内崩壊錠7.5mg	0.5錠	朝食後

服薬コンプライアンス：良好
プロブレムリスト：#1　デキストロメトルファンの漫然処方
#2　デキストロメトルファンによる誤嚥性肺炎のリスク

服薬支援・管理・処方介入の具体的内容

薬剤師が患者宅を訪問した際に患者より咳嗽の訴えがあった。患者に咳が出る時の状況を詳しく聞いてみると、食事中のむせこみが主な原因であることがわかった。食事中の咳嗽は誤嚥による咳反射の可能性が高く、デキストロメトルファンの連用により咳反射が抑制されると、誤嚥性肺炎のリスクが高まる恐れがあると考えた。そこで、処方医へ相談したところ、デキストロメトルファンが中止になった。

他職種との連携

デイサービスで患者をよく知るスタッフに咳嗽が現れるタイミングを確認したところ、本人の主訴と同じように食事中のみ現れているとのことであった。処方医に患者の咳嗽は誤嚥が原因である可能性があることを伝え、デキストロメトルファンの処方の再検討を提案した。

処方削除後は、咳嗽の発現の頻度とタイミングに変化がないか観察するようデイサービスの担当スタッフに依頼した。

介入結果

食事中にむせこむことはあったが重症化の傾向は見られず、食事以外で咳嗽が現れることはなかった。また誤嚥性肺炎は起こっていない。

解説

デキストロメトルファンは、感冒、急性気管支炎、慢性気管支炎、気管支拡張症、肺炎、肺結核、上気道炎（咽喉頭炎、鼻カタル）に伴う咳嗽に用いられる。延髄にある咳中枢に直接作用し、咳反射の閾値を上げることにより鎮咳作用を示す薬物である[1)]。

COPDは、従来、慢性気管支炎や肺気腫と呼ばれてきた病気の総称であり、症状は慢性の咳嗽、喀痰、歩行時や階段昇降など、身体を動かした時に息切れを感じる労作時呼吸困難が特徴的である[2)]。咳嗽と喀痰は、医療機関受診時の主訴として最も多い症状であるため、その原因となる病態や疾患を十分に理解しておくことが重要である[3)]。

本来、咳嗽は、気道に貯留した分泌物や異物を気道外に排除するための生体防御反応である。一般的に咳嗽は、その持続期間で急性咳嗽（3週未満）、遷延性咳嗽（3週以上8週未満）、慢性咳嗽（8週以上）に分類される。急性咳嗽の原因の多くは感冒などの気道感染症であるが、慢性咳嗽の原因としては感染症以外の病態が主体となり、肺結核等の呼吸器感染症、肺がんなどの悪性疾患、喘息、COPD、薬剤性肺障害、心不全、鼻副鼻腔炎、逆流性食道炎などが知られている[3)]。これらの原因疾患に加えて、高齢者では呼吸筋力が減弱するだけでなく、咳反射や嚥下反射が低下し誤嚥が起こりやすくなるため、むせこむ、痰がからむなどの症状が出やすくなる[4)]。高齢者に咳嗽の原因を見極めずに安易に鎮咳薬を使用すると、誤嚥性肺炎のリスクを悪化させることにつながる。

今回の事例では、患者の咳嗽が食事中のみ現れていることがわかった。担当した薬剤師は、咳の主原因が気管支喘息、COPD、心不全によるものではなく、誤嚥によりむせこみが発現している可能性があると考えた。誤嚥による咳反射をデキストロメトルファンで抑制し続けた場合に誤嚥性肺炎のリスクが高まることを処方医に伝えた結果、デキストロメトルファンを中止し、吸入薬のみで治療を継続することになった。

知識の深掘り

1）不顕性誤嚥

異物が気道に侵入してもむせこみや咳などの症状がない誤嚥を不顕性誤嚥と呼ぶ。咳嗽機能が障害されていることが大きな特徴とされている[5)]。すなわち、誤嚥物が咳嗽で排出されずに、気管や肺内に残ったままになるため肺炎のリスクが高くなる[6)]。

不顕性誤嚥の発症機序には、サブスタンスPという物質の関与が考えられている。不顕性誤嚥が生じている症例では、サブスタンスPの濃度が低下していることが明らかにされている[7)]。このサブスタンスPの生成の低下は、ドパミンの濃度の低下が関係しているとされている[8)]。したがって、ドパミンの産生が低下する疾患であるパーキンソン病やパーキンソン症候群など、さらに加齢でも不顕性誤嚥が多くなるとされている[6)]。

2）薬剤性嚥下障害

薬剤性嚥下障害の原因は、主に①ドパミン拮抗作用のある薬剤による錐体外路症状や咳嗽・嚥下反射の低下、②筋弛緩作用のある薬剤による筋力低下に分類される。①には抗精神病薬や制吐薬、②には睡眠薬、筋弛緩薬や抗てんかん薬がある。さらに中枢性鎮咳薬は延髄の咳中枢に作用し、誤嚥時の咳も抑制するため、誤嚥物の喀出不足を起こす可能性がある[9)]。

これらの薬剤を服用している高齢者においては、嚥下障害の原因となっていないかを確認することが重要である。

3）嚥下機能を改善させる薬剤

脳内のドパミンの放出を促進する作用のある薬剤、咽頭でのサブスタンスPの分泌を促進する作用やサブスタンスPの濃度を高める作用のある薬剤は、嚥下機能を改善する可能性がある[9]。

アンジオテンシン変換酵素（ACE）阻害薬は、サブスタンスPの分解酵素も阻害するため、咽頭のサブスタンスPが分解されずに蓄積されて濃度が上がり、咳嗽反射と嚥下反射を改善することが知られている[9]。またアマンタジン[10]とシロスタゾール[7]は脳内のドパミンの放出を促進する作用があること、半夏厚朴湯はサブスタンスPの濃度を上昇させる作用がある[11]ことが知られている。

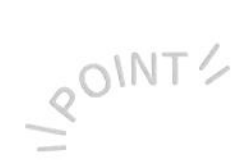

- **漫然投与の薬が現段階で適切か再考する必要がある。**
- **加齢による嚥下反射や咳嗽反射の低下を考慮して処方提案する。**

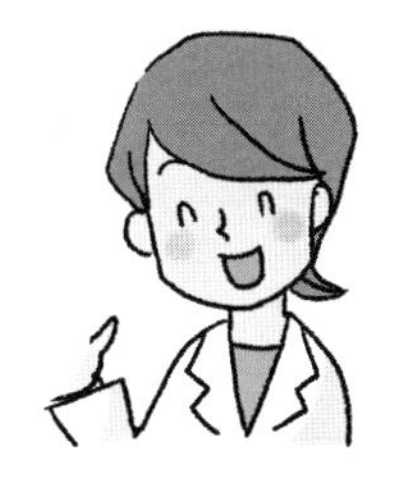

参考文献

1） メジコン®錠15mg　添付文書
2） 福島千鶴、他、②COPD（chronic obstructive pulmonary disease）、日本病院薬剤師会雑誌、56（10）：1120-1124（2020）
3） 原悠、他、咳嗽・喀痰の診かたと薬物療法、日本内科学会雑誌、110（6）：1063-1070（2021）
4） 吉松由貴、高齢者の咳の診かた、治療、104（4）：486-490（2022）
5） 海老原覚、誤嚥性肺炎と咳嗽反射、日本内科学会雑誌、109（10）：2142-2148（2020）
6） 野原幹司、嚥下からみた誤嚥性肺炎の予防と対策、日本呼吸ケア・リハビリテーション学会誌、28（2）：179-185（2019）
7） Yamaya M, et al, Antithrombotic therapy for prevention of pneumonia, J Am Geriatr Soc, 49（5）：687-688（2001）
8） 松瀬厚人、咳嗽の発生機序、Progress in Medicine、42（6）：537-540（2022）
9） 深津ひかり、嚥下機能を低下・改善させる薬剤、月刊薬事、59（9）：1806-1810（2017）
10） Nakagawa T, et al, Amantadine and pneumonia, Lancet, 353（9159）：1157（1999）
11） Iwasaki K, et al, The effects of the traditional Chinese medicine, “Banxia Houpo Tang（Hange-Koboku To）” on the swallowing reflex in Parkinson's disease, Phytomedicine, 7（4）：259-263（2000）

膝の手術後の患者に対するカナマイシンカプセルの処方

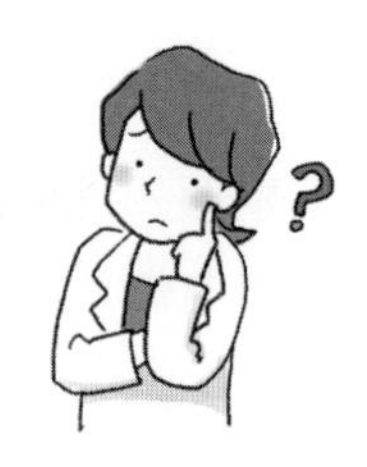

適応症

■ 基礎情報とエピソード

年齢（性別）：76 歳（女性）

患者背景：膝に水が溜まる症状が続いていたため、2 週間前に膝の手術を行った。手術後、膝の腫れが続いているため整形外科を受診した。

現病歴：高血圧症、2 型糖尿病、高コレステロール血症

介入時考慮した項目：カナマイシンの適応症

薬の管理者：本人

服用できない剤形：なし

有害事象：なし

調剤時における注意点：なし

処方状況：

	薬剤名	用量	用法
介入前	➡ **カナマイシン一硫酸塩カプセル 250mg**	**8cap**	**毎食後、寝る前**
	バルサルタン・アムロジピンベシル酸塩配合錠	1 錠	朝食後
	アスピリン腸溶錠 100mg	1 錠	朝食後
	ビルダグリプチン錠 50mg	2 錠	朝夕食後
	アトルバスタチンカルシウム水和物錠 10mg	1 錠	朝食後

▼

	薬剤名	用量	用法
介入後	➡ **ファロペネムナトリウム水和物錠 200mg**	**3 錠**	**毎食後**
	バルサルタン・アムロジピンベシル酸塩配合錠	1 錠	朝食後
	アスピリン腸溶錠 100mg	1 錠	朝食後
	ビルダグリプチン錠 50mg	2 錠	朝夕食後
	アトルバスタチンカルシウム水和物錠 10mg	1 錠	朝食後

服薬コンプライアンス：良好

プロブレムリスト：#1　膝の手術後の腫れ
#2　手術後の抗菌薬の選択

服薬支援・管理・処方介入の具体的内容

整形外科からカナマイシン一硫酸塩カプセル250mgを処方された患者が来局した。処方箋応需時に症状を確認したところ、膝の手術後に膝の腫れが続いているとのことであった。薬剤師は、医師の処方意図が「手術創等の二次感染」であろうと推測した。しかし、当該薬剤の適応は「感染性腸炎」に限られ、患者に確認するも感染性腸炎の症状はなく、本処方の妥当性が疑われた。そこで、薬剤師は疑義照会し、処方医にその旨を伝えた結果、ファロペネムナトリウム水和物錠200mgに変更となった。

他職種との連携

カナマイシンは、内服しても消化管からはほとんど吸収されないため、適応は「感染性腸炎」のみで、「手術創等の二次感染」の適応を有するのは注射薬である旨を処方医に伝え、処方の再考を依頼した。その結果、「手術創等の二次感染」の適応があるファロペネムナトリウム水和物錠200mgに変更となった。

介入結果

ファロペネムナトリウム水和物錠200mgを服用後、膝の腫れは軽減した。また、下痢や軟便の症状はなく、すべて飲み切ることができたことを確認した。

解説

カナマイシンを有効成分とする医療用医薬品には、内服薬のカナマイシン一硫酸塩カプセル、注射薬のカナマイシン硫酸塩注射液がある。そのうち、カプセルの適応は、「感染性腸炎」のみである[1)]。一方、注射液の適応には「感染性腸炎」はなく、「外傷・熱傷および手術創等の二次感染」が含まれる[2)]。

適応症の違いは、カナマイシンの薬物動態の特性による。カナマイシンカプセルの添付文書における薬物動態の吸収・排泄の項には「カナマイシンは経口投与によりほとんど吸収されず、患者に1日6g（力価）（1.5g（力価）×4回）を経口投与した場合の血清中濃度は2.0μg/mL以下であった。また糞便中には高濃度に排泄され、24時間まで9.3～17.5mg/gの値を示した。」と記載されている[1)]。カナマイシンを内服服用した場合は、消化管から吸収されることがないため全身の血液循環に入らず、全身作用を表すことがない。消化管内のみを通過することにより作用を表す。一方、ファロペネムナトリウム水和物錠の適応には、「外傷・熱傷及び手術創等の二次感染」がある[3)]。

今回の事例では、膝の手術後の腫れに対する処方であることが患者ヒアリングから推測されたため、薬剤師は処方医に疑義照会を行った。カプセル剤と注射液の投与後の体内動態の違いと適応の違いを説明した結果、「外傷・熱傷及び手術創等の二次感染」に適応のあるファロペネムナトリウム水和物錠に変更となった。

知識の深掘り

1）アミノグリコシド系薬剤

アミノグリコシド系薬剤は、アミノ糖とアミノシクリトールがグリコシド結合した構造をしており、約80年の歴史がある[4)]。世界的に薬剤耐性菌が増加している中で、アミノグリコシド系の抗菌薬は耐性グラム陰性桿菌にも良好な抗菌活性を示すことが多い。アミノグリコシド系の抗菌薬は濃度依存的な殺菌作用を示し、血中濃度が最小発育阻止濃度（MIC）以下に低下しても殺菌効果が持続するpost antibiotic effect（PAE）を有している[5)]。アミノグリコ

表2-1　アミノグリコシド系薬剤一覧　（文献4）各薬剤の添付文書より作成）

分　類	一般名	略　号	剤　形
第1群 抗結核菌作用あり	ストレプトマイシン	SM	注射用
	カナマイシン	KM	内服薬（カプセル） 注射液
第2群 抗緑膿菌作用なし	フラジオマイシン	FRM	外用薬（貼付剤、含嗽剤）
	パロモマイシン	PRM	内服薬（カプセル）
	スペクチノマイシン	SPCM	筋注用
第3群 抗緑膿菌作用あり	ゲンタマイシン	GM	注射液 外用薬（軟膏、クリーム、点眼液）
	ジベカシン	DKB	注射液、注射用 外用薬（点眼液）
	トブラマイシン	TOB	注射液 外用薬（点眼液、吸入液）
	アミカシン	AMK	注射液、注射用 外用薬（吸入液）
	イセパマイシン	ISP	注射液
第4群 抗MRSA作用あり	アルベカシン	ABK	注射液

シド系薬剤は極性が高く、経口投与された場合には腸管からの吸収は極めて不良である[5]。そのため、静脈内注射や筋肉内注射、局所投与で用いられ、吸入投与されることもある[6]（表2-1）。

2）消化管から吸収されない内服薬

内服した場合に消化管からほとんど吸収されず、消化管内で作用を表す薬剤がある（表2-2）。ただし、便秘のある患者や消化管潰瘍などの腸病変のある患者では、想定されない消化管吸収が生じることにより血中濃度が高まる可能性があるため、服用には注意が必要である。

表2-2　消化管からほとんど吸収されない内服薬（検査用薬剤を除く）

（各薬剤の添付文書およびインタビューフォームより作成）

分類	一般名	効能および効果
アミノグリコシド系抗菌薬	カナマイシン一硫酸塩	カナマイシンに感性の大腸菌、赤痢菌、腸炎ビブリオによる感染性腸炎
アミノグリコシド系抗原虫薬	パロモマイシン硫酸塩	腸管アメーバ症
グリコペプチド系抗菌薬	バンコマイシン塩酸塩	・バンコマイシンに感性のメチシリン耐性黄色ブドウ球菌（MRSA）、クロストリジウム・ディフィシルによる感染性腸炎（偽膜性大腸炎を含む） ・骨髄移植時の消化管内殺菌
18員環マクロライド系抗菌薬	フィダキソマイシン	フィダキソマイシン感性のクロストリジウム・ディフィシルによる感染性腸炎（偽膜性大腸炎を含む）
ポリエンマクロライド系抗真菌薬	アムホテリシンB	消化管におけるカンジダ異常増殖
高リン血症治療薬	セベラマー塩酸塩	透析中の慢性腎不全患者における高リン血症の改善
高リン血症治療薬	ビキサロマー	慢性腎臓病患者における高リン血症の改善
高リン血症治療薬	炭酸ランタン水和物	慢性腎臓病患者における高リン血症の改善
高カリウム血症治療薬	ポリスチレンスルホン酸ナトリウム	急性および慢性腎不全による高カリウム血症

分類　一般名 効能および効果
高カリウム血症治療薬　**ポリスチレンスルホン酸カルシウム** 急性及び慢性腎不全に伴う高カリウム血症
高カリウム血症改善薬　**ジルコニウムシクロケイ酸ナトリウム水和物** 高カリウム血症
慢性腎不全用剤　**球形吸着炭** 慢性腎不全（進行性）における尿毒症症状の改善および透析導入の遅延
整腸剤　**ビフィズス菌** 腸内菌叢の異常による諸症状の改善
整腸剤　**ビフィズス菌・ラクトミン** 腸内菌叢の異常による諸症状の改善
整腸剤　**ラクトミン・糖化菌** 腸内菌叢の異常による諸症状の改善
整腸剤　**ラクトミン・糖化菌・酪酸菌** 腸内菌叢の異常による諸症状の改善
整腸剤　**宮入菌** 腸内菌叢の異常による諸症状の改善
耐性乳酸菌整腸剤　**耐性乳酸菌** ペニシリン系、セファロスポリン系、アミノグリコシド系、マクロライド系、（テトラサイクリン系*）、 ナリジクス酸投与時の腸内菌叢の異常による諸症状の改善
乳糖分解酵素剤　**β-ガラクトシダーゼ（ペニシリウム）** ・乳児の乳糖不耐により生じる消化不良の改善 （1）一次性乳糖不耐症 （2）二次性乳糖不耐症 単一症候性下痢症、急性消化不良症、感冒性下痢症、白色便性下痢症、慢性下痢症、未熟児・新生児の下痢 ・経管栄養食、経口流動食等摂取時の乳糖不耐により生じる下痢等の改善
消化管内ガス駆除剤　**ジメチルポリシロキサン** 胃腸管内のガスに起因する腹部症状の改善
過敏性腸症候群治療薬　**ポリカルボフィルカルシウム** 過敏性腸症候群における便通異常（下痢、便秘）および消化器症状
過敏性腸症候群治療薬　**リナクロチド** ・便秘型過敏性腸症候群 ・慢性便秘症（器質的疾患による便秘を除く）
塩類下剤　**マクロゴール4000** 慢性便秘症（器質的疾患による便秘を除く）

*；一部適応がない薬剤あり

3）抗微生物薬の適正使用について

抗微生物薬は感染症の治療に重要な役割を果たしている。しかしながら近年、抗微生物薬の不適正な使用により、薬剤耐性菌とそれに伴う感染症の増加が問題視されている。この薬剤耐性（Antimicrobial Resistance: AMR）のための対策として、抗微生物薬を適正に使用することが求められている。主に外来診療を行う医療従事者を対象として抗微生物薬の適正使用を推進し、AMRを抑制する目的で、厚生労働省から「抗微生物薬適正使用の手引き第二版」[7]が公表されている。本手引きには日本での抗微生物薬の使用について、以下の記述がある。

「日本における抗微生物薬使用量のうち92.4%が経口抗菌薬と報告されている。また、諸外国との比較から、日本では、経口の第３世代セファロスポリン系抗菌薬、フルオロキノロン系抗菌薬、マクロライド系抗菌薬の使用量が多いことが指摘されている。日本の医療現場における抗微生物薬の不適正使用の頻度・割合は現状として判然としないものの、米国では処方された抗微生物薬の少なくとも30%程度は不適正使用であることが示されており、日本においても、このような不適正使用が一定数存在することが推測される。そのため、日本でも抗微生物薬の適正使用を推進していく事が必要である。」

処方箋を応需する薬局においても、抗微生物薬の適正使用の推進のために処方が適正であるかを確認することが重要である。

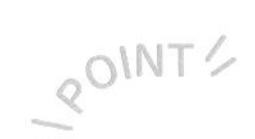

患者の主訴を正しくヒアリングし、薬剤特性を理解し、処方された薬剤の妥当性を検討することが重要である。

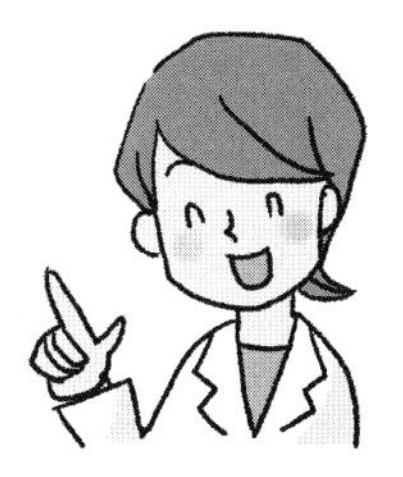

参考文献

1） カナマイシンカプセル250mg「明治」 添付文書
2） 硫酸カナマイシン注射液1000mg「明治」 添付文書
3） ファロム®錠　添付文書
4） 坂本光男、他、Ⅱ.多剤耐性菌時代の各種抗菌薬のポジショニングとその適切な使い方6. アミノグリコシド薬、日本内科学会雑誌、92（11）：2136~2140（2003）
5） 藤居賢、ゲンタマイシン、トブラマイシン、アミカシン、薬局、72（3）：483~487（2021）
6） 伊藤功朗、抗菌薬治療　アミノグリコシド系、総合臨床、59（10）：2096~2101（2010）
7） 厚生労働省健康局結核感染症課、抗微生物薬適正使用の手引き 第二版（2019年12月5日）

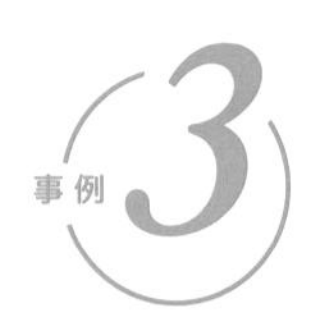

サルファ剤で副作用歴のある患者に対するセレコキシブ錠の処方

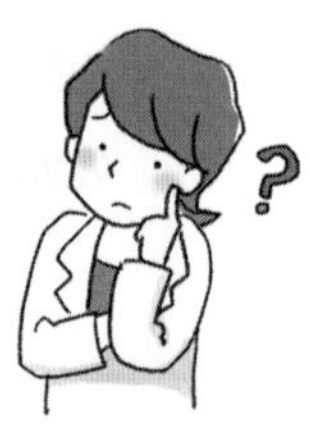

構造式

■ 基礎情報とエピソード

年齢（性別）：67 歳（男性）

患者背景：尾てい骨を打撲して初めて整形外科を受診した後、新規で来局した。来局時点で服用している薬はなかった。

現病歴：尾骨部打撲

介入時考慮した項目：副作用歴のある患者に投与できる薬剤の選択

薬の管理者：本人

服用できない剤形：なし

有害事象：12 歳の時にピリン系薬剤、サルファ剤、ブチロン服用により発疹

調剤時における注意点：なし

処方状況：

	薬剤名	用量	用法
介入前	➡ セレコキシブ錠100mg	2錠	朝夕食後

▼

	薬剤名	用量	用法
介入後	➡ ロキソプロフェンナトリウム錠60mg	2錠	朝夕食後

服薬コンプライアンス：初回服用

プロブレムリスト：#1　類似構造を有する薬剤による有害事象の回避

服薬支援・管理・処方介入の具体的内容

患者が整形外科を受診後に処方箋を持って来局した。患者は初めての来局のため、薬剤師が問診を行ったところ、痛みの症状があること、ピリン系薬剤、サルファ剤、ブチロンの服用による副作用歴があることを確認した。今回処方されたセレコキシブ錠の添付文書の

禁忌欄に「スルホンアミドに対し過敏症の既往歴のある患者」と記載されていた[1]。患者の副作用歴にあるサルファ剤にはスルホンアミド構造が含まれているため、薬剤師は過敏症の発現のリスクがあると判断した。処方医にスルホンアミド構造が含まれていない非ステロイド性抗炎症薬（NSAIDs）への変更提案を行った結果、ロキソプロフェンナトリウム錠に変更となった。

他職種との連携

処方医に、患者がサルファ剤で副作用歴があること、セレコキシブ錠にはサルファ剤にも含まれるスルホンアミド構造が含まれていることを伝え、スルホンアミド構造が含まれていないNSAIDsへの変更を提案した。

介入結果

薬剤師は患者に有害事象回避のためにセレコキシブ錠からロキソプロフェンナトリウム錠に変更になった旨を説明し、患者はその日から服用を開始した。その後痛みは改善し、胃腸障害など有害事象の発現がないことを確認した。

解説

患者に副作用歴のあるサルファ剤とは、アミノベンゼンスルホンアミド（スルファニルアミド）骨格（図3-1）を有する合成抗菌剤の総称である[2]。セレコキシブにはサルファ剤と共通するスルホンアミド構造が含まれている。セレコキシブの添付文書には、「本剤の成分またはスルホンアミドに対し過敏症の既往歴のある患者には禁忌」と記載されている[1]。

また、ピリン系薬剤とはピラゾロン骨格を有する薬剤で、日本では医療用および一般用医薬品の配合剤に使用されているイソプロピルアンチピリンと医療用医薬品の注射剤として使用されているスルピリンのみ使用可能である（図3-2）。

さらにブチロンは、ブセチン、エテンザミド、カフェインおよびジベンゾイルチアミンを含む配合剤であり、解熱鎮痛剤として使用されていたが、ブセチンに腎毒性が認められたため現在は使用されていない。

今回の事例では、担当した薬剤師は患者の副作用歴にあるサルファ剤が今回処方されたセレコキシブの禁忌となる薬剤に該当すると判断し、疑義照会を行った。処方医にはスルホンアミド構造を含まず、ピリン系薬剤とブチロンに関連がないNSAIDsを処方提案し、ロキソプロフェンナトリウムに変更となった。

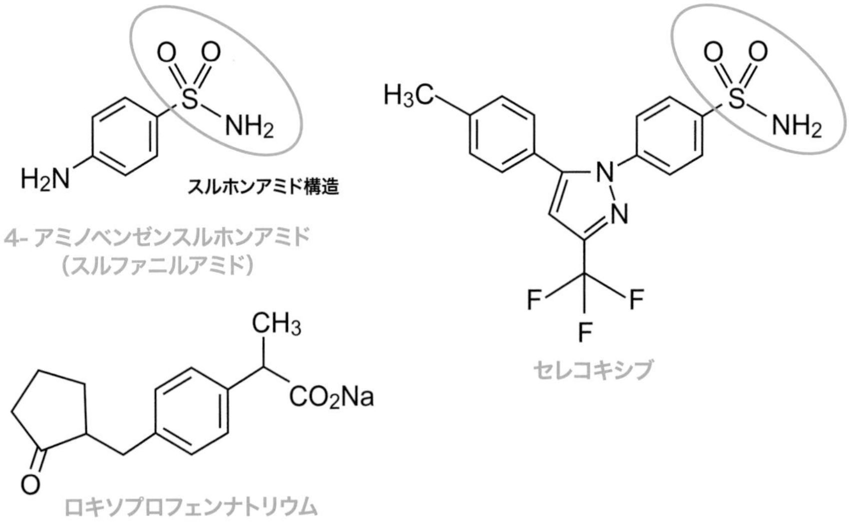

スルホンアミド構造

4- アミノベンゼンスルホンアミド
（スルファニルアミド）

セレコキシブ

ロキソプロフェンナトリウム

図3-1　スルホンアミド構造を有する4-アミノベンゼンスルホンアミドおよびセレコキシブの構造式とロキソプロフェンナトリウムの構造式

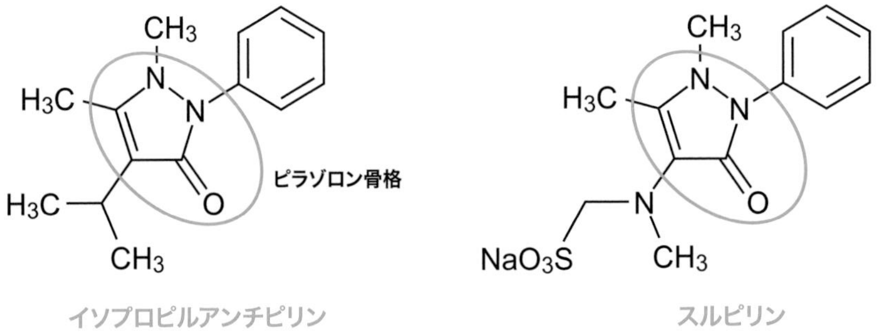

ピラゾロン骨格

イソプロピルアンチピリン

スルピリン

図3-2　ピリン系（ピラゾロン骨格を有する）薬剤のイソプロピルアンチピリンおよびスルピリンの構造式

■ 知識の深掘り

1）スルホンアミド構造を有する薬剤に対し薬剤過敏症に関する注意喚起がある薬剤

スルホンアミド構造を有する薬剤に対する注意喚起は、添付文書上統一された記載方法が定められているわけではなく、「スルホンアミドに対し過敏症の既往歴のある患者」、「スルホンアミド系薬剤に対し過敏症の既往歴のある患者」、「チアジド系薬剤またはその類似化合物（スルホンアミド誘導体）に対する過敏症の既往歴のある患者」、「スルフォンアミド誘導体に対し過敏症の既往歴のある患者」、「チアジド系薬剤またはその類似化合物（スルフォンアミド誘導体）に対する過敏症の既往歴のある患者」、「サルファ剤に対し過敏症の既往歴のある患者」、「スルホンアミド系薬剤の全身投与時と同様の副作用があらわれるおそれがあるので注意すること」と薬剤によって異なる表現で記載されている[3)]。スルホンアミド構造を有する場合の化学構造式上の表現が統一されていないことを把握しておく必要がある。さらに、注意喚起の内容が記載されている項も「禁忌」や「特定の背景を有する患者に関する注意」と薬剤によって異なる（表3-1）。注意喚起がある薬剤は薬効分類上、さまざまな目的で使用されている。また当該成分を含む配合剤が存在するため、配合成分を把握しておくことが必要である。

表3-1　スルホンアミド構造を有する薬剤に対し薬剤過敏症に関する注意喚起がある薬剤一覧

（各薬剤の添付文書より作成）

分類	成分	記載のある項
スルホニルウレア系経口血糖降下薬	アセトヘキサミド	禁忌
	クロルプロパミド	
	グリクロピラミド	
	グリベンクラミド	
	グリクラジド	
	グリメピリド 　ピオグリタゾン塩酸塩配合剤	
チアジド系利尿薬	トリクロルメチアジド 　イルベサルタン配合剤	禁忌
	ヒドロクロロチアジド 　ロサルタンカリウム配合剤 　カンデサルタン シレキセチル配合剤 　バルサルタン配合剤 　テルミサルタン配合剤 　テルミサルタン・アムロジピンベシル酸塩配合剤	
	ベンチルヒドロクロロチアジド	
非チアジド系利尿薬	インダパミド	禁忌
	トリパミド	
	メフルシド	
ループ利尿薬	アゾセミド	禁忌
	トラセミド	
	フロセミド	

分　類	成　分	記載のある項
炭酸脱水酵素阻害薬（内服）	アセタゾラミド	禁忌
非ステロイド性抗炎症薬	セレコキシブ	禁忌
潰瘍性大腸炎治療薬	サラゾスルファピリジン	禁忌
抗リウマチ薬	サラゾスルファピリジン腸溶製剤	禁忌
外用感染治療薬	スルファジアジン銀	禁忌
合成抗菌薬	スルファメトキサゾール・トリメトプリム配合剤	禁忌
炭酸脱水酵素阻害薬（点眼）	ドルゾラミド塩酸塩 チモロールマレイン酸塩配合剤	重要な基本的注意
	ブリンゾラミド チモロールマレイン酸塩配合剤 ブリモニジン酒石酸塩配合剤	
セロトニン(5-HT)1B/1D受容体作動型片頭痛治療薬	スマトリプタンコハク酸塩	特定の背景を有する患者に関する注意
	ナラトリプタン塩酸塩	
抗HIVウイルス化学療法薬	ダルナビル エタノール付加物 コビシスタット配合剤 コビシスタット・エムトリシタビン・テノホビル アラフェナミドフマル酸塩配合剤	特定の背景を有する患者に関する注意
	ホスアンプレナビルカルシウム水和物	
咳嗽治療薬	ゲーファピキサントクエン酸塩	特定の背景を有する患者に関する注意

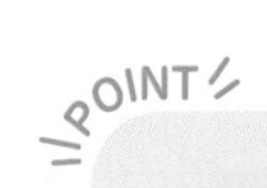

副作用歴のある薬剤は成分名だけでなく構造式にも着目する。

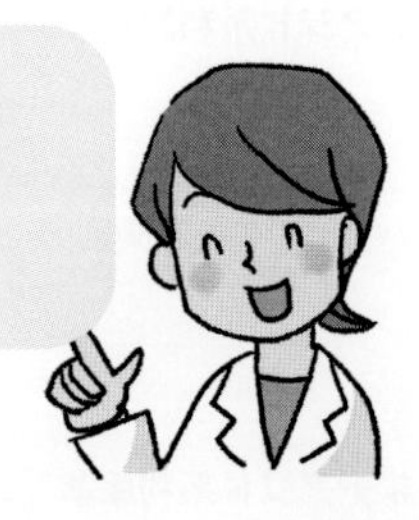

参考文献

1）セレコックス®錠　添付文書
2）川西路子、動物用抗菌性物質を取り巻く現状　動物用抗菌剤の各論（その9）サルファ剤、日本獣医師会雑誌、71（4）：166~169（2018）
3）田中博之、他、スルホンアミド類似構造を有する医薬品の薬物過敏症に関する添付文書の調査研究、医薬品情報学、18（1）：1-6（2016）

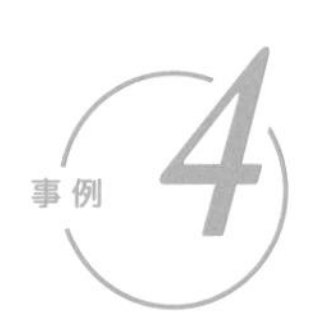

アルティメットの選手に対するベタメタゾン・*d*-クロルフェニラミンマレイン酸塩配合錠の投与　アンチ・ドーピング

■ **基礎情報とエピソード**

年齢（性別）：32 歳（女性）

患者背景：現役のアルティメットの選手であり、国内外の競技大会に出場している。今回、鼻炎の症状が続いているため耳鼻科を受診した。患者は受診時に、自分はアルティメットの選手であり、近々アルティメットの大会があることを医師に伝えていた。

現病歴：花粉症（アレルギー性鼻炎）

介入時考慮した項目：ドーピング禁止薬品に該当するか

薬の管理者：本人

服用できない剤形：なし

有害事象：なし

調剤時における注意点：なし

処方状況：

介入前

薬剤名	用量	用法
➡ **ベタメタゾン・*d*-クロルフェニラミンマレイン酸塩配合錠**	**1 錠**	**症状がひどい時 試合前日は服薬不可**
ビラスチン錠 20mg	1 錠	就寝前
L- カルボシステイン錠 250mg	2 錠	朝夕食後
柴胡清肝湯エキス顆粒	6 g	朝夕食前

▼

介入後

薬剤名	用量	用法
➡ **ベタメタゾン・*d*-クロルフェニラミンマレイン酸塩配合錠**	**1 錠**	**症状がひどい時 余裕をもって試合日 4日前から服薬回避**
ビラスチン錠 20mg	1 錠	就寝前
L- カルボシステイン錠 250mg	2 錠	朝夕食後
柴胡清肝湯エキス顆粒	6 g	朝夕食前

服薬コンプライアンス：良好
プロブレムリスト：#1　スポーツ選手におけるステロイド含有医薬品の服用
#2　ドーピング検査までの薬剤の排泄

服薬支援・管理・処方介入の具体的内容

今回鼻炎のため耳鼻科にてベタメタゾン・*d*-クロルフェニラミンマレイン酸塩配合錠が処方された。対応した薬剤師は、患者から「アルティメット選手であり、近々大会があることを医師に伝えたところ、ベタメタゾン・*d*-クロルフェニラミンマレイン酸塩配合錠は試合の前日からは服用しないように指示があった」ことを聞き取った。この薬剤師は、世界アンチ・ドーピング機構（WADA）が公開する「世界アンチ・ドーピング規程 2022禁止表国際基準」において競技会（時）に禁止される「S9 糖質コルチコイド」にベタメタゾンが指定されており、経口使用が禁止されている[1)] ことを知っていた。

ベタメタゾン・*d*-クロルフェニラミンマレイン酸塩配合錠を2錠（ベタメタゾンとして0.5mg）単回経口投与した場合の半減期は約8時間である[2)]。ベタメタゾン錠1.0mgまたは1.5mgを単回経口投与した場合、24時間後には血清中から消失する[3)]。外国人のデータでは ^{3}H で標識したベタメタゾンを正常人および患者に経口投与すると、48時間後までの尿中に投与量の約70%の放射活性が排出される[4)]。

また、ベタメタゾンの試合前の休薬期間を調べたところ、ウォッシュアウト期間（最終投与から競技会までの時間）は3日とされ、競技会の前日の午後11時59分まで3日間は空ける必要があった[1)]。

これらのことより、ベタメタゾンの試合前日の休薬では尿検査でWADAの世界アンチ・ドーピング規程[5)] に違反となる可能性があると考え、処方医に問い合わせを行った。その結果、ウォッシュアウト期間以上となるよう試合日の4日前から服薬しないことになった。

他職種との連携

処方医に「世界アンチ・ドーピング規程 2022禁止表国際基準[1)]」におけるベタメタゾンの記載内容とベタメタゾンの体内動態の情報を伝え、ベタメタゾン含有内服製剤の試合前の休薬期間を検討するよう依頼した。その結果、試合前の休薬期間を延長することになった。

介入結果

患者にはベタメタゾン・*d*-クロルフェニラミンマレイン酸塩配合錠は、試合前日からではなく試合日4日前から服薬しないように説明した。患者はアンチ・ドーピング規程の基本的な情報は理解しており、休薬期間を遵守することができた。試合前の検査ではアンチ・ドーピング規程違反はなかったことを後日確認した。

■ 解説

ベタメタゾンは合成副腎皮質ホルモン剤の基本として使用されているプレドニゾロンと比較して抗炎症作用が強く、耳鼻咽喉科領域での疾患に適応を持つ[3)]。ベタメタゾンは単剤で使用されるだけでなく、抗ヒスタミン薬の*d*-クロルフェニラミンマレイン酸塩を配合した「蕁麻疹（慢性例を除く）、湿疹・皮膚炎群の急性期および急性増悪期、薬疹、アレルギー性鼻炎」に適応を持つ製剤としても使用されている[2) 6)]。

ベタメタゾンの体内からの消失について、ベタメタゾン・*d*-クロルフェニラミンマレイン酸塩配合錠を２錠（ベタメタゾンとして0.5mg）単回経口投与した場合の半減期は約８時間である[2)]。ベタメタゾン錠1.0mgまたは1.5mgを単回経口投与した場合、24時間後には血清中から消失する[3)]。外国人のデータでは^{3}Hで標識したベタメタゾンを正常人および患者に経口投与すると、48時間後までの尿中に投与量の約70%の放射活性が排出される[4)]。

ベタメタゾンは、WADAが公開する「世界アンチ・ドーピング規程 2022禁止表国際基準」において、ドーピングにて競技会（時）に禁止される「S9 糖質コルチコイド」に指定されている。その理由として、「糖質コルチコイド薬を投与することは、生体に対し生理的な内因性糖質コルチコイド（コルチゾール）生成量の最大値よりも格段に多い総糖質コルチコイドの曝露をもたらし、潜在的にパフォーマンスを向上させる可能性がある。」ためとしている[1)]。

WADAが公開する「世界アンチ・ドーピング規程2021」には、実施または執行を所管する団体［例：国際オリンピック委員会（IOC）、国際パラリンピック委員会（IPC）、国際競技連盟、国内オリンピック委員会（JOC）、国内パラリンピック委員会（JPC）、主要競技大会機関、日本アンチ・ドーピング機構（JADA）］に遵守されるべき具体的なアンチ・ドーピング規則および原則が定められている[5)]。

アルティメットはフライングディスク競技の１種目で、日本フライングディスク協会（JFDA）が統括している[7)]。この団体はJOCやJADAに加盟しているため、競技大会では世界アンチ・ドーピング規程を遵守する必要がある。世界アンチ・ドーピング規程に定められている「競技会（時）」とは、「競技者が参加する予定の競技会の前日の真夜中（午後11時59分）に開始され、当該競技会および競技会に関係する検体採取手続きの終了までの期間（ただし、WADAから異なる期間として承認された競技会においては異なる期間が適用される。）」をいう[5)]。競技会（時）では、「S9 糖質コルチコイド」の注射使用、経口使用［口腔粘膜（口腔内（頬）、歯肉内、舌下等）を含む］、経直腸使用はすべて禁止される[1)]。しかし、スポーツ医学において糖質コルチコイドが広く利用可能であり、一般的に用いられていることから、糖質コルチコイド投与時のウォッシュアウト期間が設定されている。この期間は、承認された最大量の薬剤を使用した時に体内に吸収された薬物がほぼすべて排出される期間を表し、この期間を設けることによって、糖質コルチコイドの排出が報告レベル以下になると考えられる。トリアムシノロンアセトニド以外のすべての糖質コルチコイドを経口投与した場合のウォッシュアウト期間は3日とされている[1]。したがって、最終投与時間と競技者が参加する予定の競技会の前日の午後11時59分のドーピング検査開始時間の間隔を3日以上空ける必要がある。

今回の事例では、ベタメタゾンの試合前日の休薬では体内に吸収された薬物がすべて排出されていない可能性があり、尿検査でWADAの世界アンチ・ドーピング規程[5]に違反となる可能性があると考えた。試合日の前日の午後11時59分までの休薬期間はウォッシュアウト期間である3日以上空ける必要があると判断し、処方医に問い合わせを行った。その結果、ベタメタゾン・*d*-クロルフェニラミンマレイン酸塩配合錠は余裕をもって試合日の4日前から服薬しないことになった。

知識の深掘り

1）治療使用特例（Therapeutic Use Exemptions：TUE）[8]

治療使用特例（Therapeutic Use Exemptions：TUE）とは、アスリートが「病気やけがの適切な治療」を目的として、アンチ・ドーピングのルール上の禁止物質や禁止方法の使用が認められる「特例」のことである。治療する目的であっても、すべての禁止物質、禁止方法の使用が認められるわけではない。禁止物質を使用しなくても、治療が可能な場合、TUEは認められない。

①TUEが認められるための条件

- 治療をする上で、使用しないと健康に重大な影響を及ぼすことが予想される
- 他に代えられる合理的な治療方法がない
- 使用しても、健康を取り戻す以上に競技力を向上させる効果を生まない
- ドーピングの副作用に対する治療ではない

②TUEの申請

TUEには申請が必要である。ただし、申請書の審査によって、TUEが認められなかった場合、禁止物質や禁止方法の使用は、アンチ・ドーピングのルール違反となる。

2）アレルギー性鼻炎に適応のある医療用医薬品の使用可否

添付文書上「アレルギー性鼻炎」に適応のある医療用医薬品の中で、薬局で扱う医薬品にはアンチ・ドーピング ルール上使用が可能なものと禁止されているものがある（表4-1）。

表4-1 「アレルギー性鼻炎」に適応のある医療用医薬品の アンチ・ドーピング ルール上の使用可否

（文献1）8）各薬剤の添付文書より作成）

使用可否	投与経路	一般名	ブランド名（先発品等の主な薬剤）
可能	経口	アゼラスチン塩酸塩	アゼプチン®錠
		アリメマジン酒石酸塩	アリメジン®シロップ
		エバスチン	エバステル®錠、OD 錠
		エピナスチン塩酸塩	アレジオン®錠、ドライシロップ
		エメダスチンフマル酸塩	レミカット®カプセル
		オキサトミド	オキサトミド錠
		オロパタジン塩酸塩	アレロック®錠、OD 錠、顆粒
		クレマスチンフマル酸塩	タベジール®錠、散、シロップ
		d-クロルフェニラミンマレイン酸塩	ポララミン®錠、散、ドライシロップ、シロップ
		クロルフェニラミンマレイン酸塩	アレルギン®散、クロダミンシロップ、 ネオレスタミンコーワ散
		ケトチフェンフマル酸塩	ザジテン®カプセル、ドライシロップ、シロップ
		ジフェンヒドラミン塩酸塩	レスタミンコーワ錠
		シプロヘプタジン塩酸塩水和物	ペリアクチン®錠、散、シロップ
		スプラタストトシル酸塩	アイピーディ®カプセル
		セチリジン塩酸塩	ジルテック®錠、ドライシロップ
		デスロラタジン	デザレックス®錠
		トラニラスト	リザベン®カプセル、細粒、ドライシロップ
		ヒベンズ酸プロメタジン プロメタジン塩酸塩 プロメタジンメチレンジサリチル酸塩	ヒベルナ®散 ヒベルナ®糖衣錠、ピレチア®錠 ピレチア®細粒
		ビラスチン	ビラノア®錠、OD 錠
		フェキソフェナジン塩酸塩	アレグラ®錠、ドライシロップ
		プランルカスト水和物	オノン®カプセル、ドライシロップ
		ベポタスチンベシル酸塩	タリオン®錠、OD 錠

使用可否	投与経路	一般名	ブランド名（先発品等の主な薬剤）
可能	経口	ペミロラストカリウム	アレギサール®錠、ドライシロップ ペミラストン®錠、ドライシロップ
		メキタジン	ゼスラン®錠、小児用細粒、小児用シロップ ニポラジン®錠、小児用細粒、小児用シロップ
		モンテルカストナトリウム	キプレス®錠、OD 錠、 シングレア®錠、OD 錠
		ラマトロバン	ラマトロバン錠
		ルパタジンフマル酸塩	ルパフィン®錠
		レボセチリジン塩酸塩	ザイザル®錠、シロップ
		ロラタジン	クラリチン®錠、レディタブ錠、ドライシロップ
	点鼻	クロモグリク酸ナトリウム	クロモグリク酸 Na 点鼻液
		ケトチフェンフマル酸塩	ザジテン®点鼻液
		デキサメタゾンシペシル酸エステル	エリザス®カプセル外用、点鼻粉末
		フルチカゾンプロピオン酸エステル	フルナーゼ®点鼻液
		フルチカゾンフランカルボン酸エステル	アラミスト®点鼻液
		ベクロメタゾンプロピオン酸エステル	ベクロメタゾン点鼻液、鼻用パウダー
		ベタメタゾンリン酸エステルナトリウム	リンデロン®点眼・点耳・点鼻液
		ベタメタゾンリン酸エステルナトリウム・ フラジオマイシン硫酸塩	点眼・点鼻用リンデロン®A液
		モメタゾンフランカルボン酸 エステル水和物	ナゾネックス®点鼻液
		レボカバスチン塩酸塩	リボスチン®点鼻液
	貼付	エメダスチンフマル酸塩	アレサガ®テープ
禁止	経口	コルチゾン酢酸エステル	コートン®錠
		小青竜湯*	小青竜湯エキス顆粒
		デキサメタゾン	デカドロン®錠、エリキシル
		トリアムシノロン	レダコート®錠
		ヒドロコルチゾン	コートリル®錠
		フェキソフェナジン塩酸塩・ 塩酸プソイドエフェドリン**配合	ディレグラ®配合錠
		プレドニゾロン	プレドニン®錠、プレドニゾロン錠、散
		ベタメタゾン	リンデロン®錠、散、シロップ
		ベタメタゾン・ *d*-クロルフェニラミンマレイン酸塩配合	セレスタミン®配合錠、配合シロップ
		メチルプレドニゾロン	メドロール®錠

＊；競技会（時）禁止物質であるエフェドリン類を含む麻黄・半夏が含まれている。

＊＊；プソイドエフェドリン：尿中濃度 150μg/mL を超える場合は禁止される。

POINT

世界アンチ・ドーピング規程の禁止表国際基準と糖質コルチコイド投与時のウォッシュアウト期間を把握しておく。

参考文献

1）公益財団法人 日本アンチ・ドーピング機構、世界アンチ・ドーピング規程 2022禁止表国際基準（2022年1月1日発効）
2）ヒスタブロック®配合錠　添付文書
3）リンデロン®錠　インタビューフォーム
4）ヒスタブロック®配合錠　インタビューフォーム
5）公益財団法人 日本アンチ・ドーピング機構、世界アンチ・ドーピング規程2021（2021年1月1日発効）
6）セレスタミン®配合錠　添付文書
7）一般社団法人 日本フライングディスク協会、日本フライングディスク協会公式ガイドブック（2015年10月）
8）日本薬剤師会・日本スポーツ協会、薬剤師のためのアンチ・ドーピングガイドブック2022年版

抗がん剤による手足症候群の副作用

副作用の重篤化

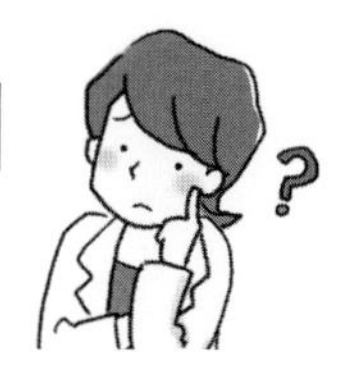

■ 基礎情報とエピソード

年齢（性別）：77 歳（女性）

患 者 背 景：大腸がん治療中。過去に FOLFIRI 療法＊1、FOLFOX 療法＊2にて治療していたが副作用のため、レゴラフェニブ錠 1 日 160mg 服用による治療に変更となった。

現　病　歴：大腸がん

介入時考慮した項目：副作用の重篤化の回避

薬 の 管 理 者：本人

服用できない剤形：なし

有　害　事　象：FOLFIRI 療法、FOLFOX 療法による白血球数と血小板数減少

調剤時における注意点：なし

処方状況：

	薬剤名	用量	用法
介入前	➡ **レゴラフェニブ錠40mg**	**3錠**	**朝食後（3週間服用後1週間休薬）**
	トラマドール塩酸塩口腔内崩壊錠25mg	4錠	毎食後と就寝前
	アセトアミノフェン錠500mg	4錠	毎食後と就寝前
	ヘパリン類似物質油性クリーム0.3%	1日2-3回	手足・体に塗布
	尿素クリーム10%	1日2-3回	手足・体に塗布

▼

	薬剤名	用量	用法
介入後	➡ **トリフルリジン15mg・チピラシル塩酸塩7.065mg配合錠**	**6錠**	**朝夕食後（5日間服用後2日間休薬）**
	トラマドール塩酸塩口腔内崩壊錠25mg	4錠	毎食後と就寝前
	アセトアミノフェン錠500mg	4錠	毎食後と就寝前
	➡ **クエン酸第一鉄ナトリウム錠50mg**	**2錠**	**朝夕食後**
	ヘパリン類似物質油性クリーム0.3%	1日2-3回	手足・体に塗布
	尿素クリーム10%	1日2-3回	手足・体に塗布

服薬コンプライアンス：良好
プロブレムリスト：#1　手足症候群の副作用
　　　　　　　　　#2　副作用の重篤化の回避

＊1；FOLFIRI療法：フルオロウラシルとレボホリナート・イリノテカンの3剤を併用する抗がん剤治療法
＊2；FOLFOX療法：フロオロウラシルとレボホリナート・オキサリプラチンの3剤を併用する抗がん剤治療法

服薬支援・管理・処方介入の具体的内容

レゴラフェニブ錠に変更後の1サイクル目の服用開始3日目から手に水疱ができ始め、その翌日に手足症候群の症状が急激に悪化した。その後患者は自己判断でレゴラフェニブ錠服用を一旦止めた。患者本人は受診日が近いため、病院にすぐ連絡しておらず、受診した際に主治医から副作用と思われる症状が出た場合は、もっと早く連絡するよう指導された経緯があった。

処方医はヘパリン類似物質油性クリームと尿素クリームで手足症候群の治療をし、症状が軽快するまでレゴラフェニブ錠を休薬した。症状はその後軽快したため、レゴラフェニブ錠を1日120mgに減量して治療が再開された。薬剤師は、本人が副作用の症状の発現にあまり危機感を抱いておらず、再度症状が発現した場合に、主治医に連絡しない恐れがあると考えた。患者にヘパリン類似物質油性クリームと尿素クリームは毎日欠かさず使用すること、服用再開後3日ごとのフォローアップを実施することを提案し、承諾を得た。

服用再開後3日目に電話で確認したところ、手指の赤みや痛み、水疱などの症状はないとのことであった。

服用再開後6日目の電話で確認した際に、服用再開後4日目ごろから手足にピリピリとした痛みと赤みが出てきたが水疱は出ていないため、病院はまだ受診していないとのことであった。薬剤師は、手足症候群のグレード2であることとさらに重篤化するリスクがあると判断し、患者にすぐ主治医に電話で相談し受診するよう指導した。

他職種との連携

患者が受診していた病院では抗がん剤が処方されている患者に対して、お薬手帳に抗がん剤のプロトコールが記載されていた。さらに抗がん剤による副作用の症状が発現した場合、その症状がどのグレードにあるかが記載されていた。薬局では薬剤師が、お薬手帳に記載されたグレードの評価とその時の患者の症状に相違がないか、目視と患者へのヒアリングにて確認を行っていた。今回、電話でフォローアップした際の患者へのヒアリングにより、手足症候群がお薬手帳に記載されていたグレード2に悪化していると判断した。患者には主治医に指示を仰ぐよう指導するとともに、薬剤師からヒアリングした内容を主治医に報告し、さらにレゴラフェニブ錠の休薬を提案した。

介入結果

抗がん剤がレゴラフェニブ錠から一旦手足症候群のリスクが少ないトリフルリジン・チピラシル塩酸塩配合錠[1)]へ変更となり、患者の手足症候群は改善した。主治医からは手足症候群の症状の改善を見ながら、レゴラフェニブ錠をさらに減量して再開するか他剤に変更するかを決めると言われていることを確認した。

■ 解 説

外来でがん患者が化学療法を受ける場合、医師や病院薬剤師だけでなく、薬局薬剤師が病院外で患者の症状や副作用をモニタリングすることはとても重要である。モニタリングを行う方法として、処方箋受付時に薬局で目視と患者へのヒアリングでの確認に加えて、自宅での薬物治療中に電話などでヒアリングすることによるフォローアップが有用である。

今回患者が服用したレゴラフェニブ錠は、キナーゼ阻害薬に分類される抗がん剤である[2)]。キナーゼ阻害薬では、副作用として手足症候群の発現が高いとされている。手足症候群は休薬などの処置により速やかに軽快することがわかっており、重篤化を防ぐには早期診断と適切な初期対処が重要である[3)]。

レゴラフェニブ錠では、約半数に手足症候群が発現する[2)]。多くの場合、投与開始後比較的早期（投与開始２ヶ月以内）に発現する。早ければ投与後１週から発現し、発現のピークは１サイクル目（１ヶ月以内）が多い[3)]。手足症候群への対処としては、投与前の措置、局所の対症療法や本剤の休薬や減量が有効と考えられ[4) 5)]、レゴラフェニブ錠の手足症候群に関する用量調節基準（図5-1）を参照することとされている[5)]。

また、手足症候群の症状は、初期に手や足にしびれ、ピリピリするような感覚の異常や、やけどをした時のような痛みが起こる[3)]。各グレード別の症状を表5-1に示す。症状を見聞きしてどのグレードであるかを判断し、用量調節基準（図5-1）を用いて対応する[5)]。

今回の事例では、過去の治療で手足症候群の副作用歴があり、またレゴラフェニブ錠による手足症候群の症状は投与後１週から発現することから、服用再開後３日ごとのフォローアップを実施することを提案した。服用再開後１週間以内の６日目に痛みを伴うグレード２の症状が発現していることを確認し、患者に受診を勧奨し、医師には休薬を提案した。その結果、手足症候群の重篤化を回避できた。

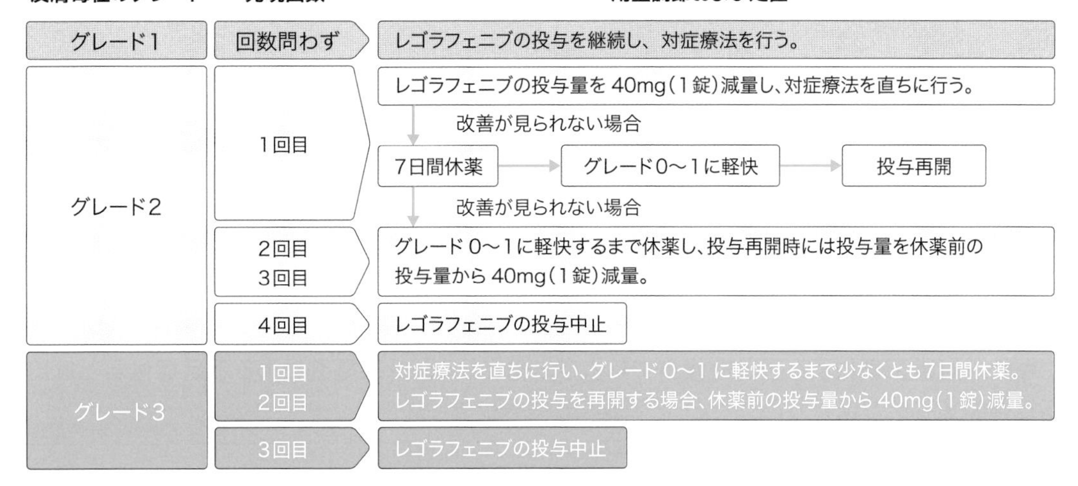

図5-1　レゴラフェニブ錠の手足症候群に関する用量調節基準　（文献5）より作成）

＊；グレードはCTCAE（Common Terminology Criteria for Adverse Events）version 5.0に準じる。

表5-1　手足症候群の重症度*

グレード	症　状	
1	疼痛を伴わない軽微な皮膚の変化 または皮膚炎 （例：紅斑、浮腫、角質増殖症）	**日常生活に支障を来していない** ・しびれ ・物に触れた時の不快な感覚 ・軽い焼けるような、またはチクチク刺すような感覚 ・ピリピリするような感覚 ・痛みを伴わない腫れ ・痛みを伴わない赤み ・痛みを伴わない皮膚の角化 （皮膚表面が硬く、厚くなってガサガサする状態） ・爪の変形・色素沈着
2	疼痛を伴う皮膚の変化 （例：角層剥離、水疱、出血、亀裂、浮腫、角質増殖症）、 身の回り以外の日常生活動作の制限	**痛みを伴い日常生活に制限を来す** ・痛みを伴う赤み ・痛みを伴う腫れ ・痛みを伴う皮膚の角化とひびわれ ・痛みを伴う高度の皮膚のめくれ ・痛みを伴う爪の強い変形・脱落
3	疼痛を伴う高度の皮膚の変化 （例：角層剥離、水疱、出血、亀裂、浮腫、角質増殖症）、 身の回りの日常生活動作の制限	**強い痛みがあり日常生活ができない** ・水ぶくれ ・痛みを伴う高度な皮膚の角化とひびわれ ・手または足の激しい痛み ・痛みを伴う高度の皮膚のめくれ

＊；グレードはCTCAE（Common Terminology Criteria for Adverse Events）version 5.0に準じる。
症状はCTCAEおよび文献2）より作成

知識の深掘り

1）手足症候群の原因となる医薬品

手足症候群の発現の機序は解明されていないが、手足症候群を起こす可能性がある薬剤が知られている（表5-2）[3]。

2）手足症候群の医薬品ごとの特徴

キナーゼ阻害薬による手足症候群では、フッ化ピリミジン系薬剤による手足症候群とは皮膚症状が異なる（表5-3）[3]。

3）手足症候群の対応[3]

① 日常生活の指導

手足症候群は、休薬により軽快することをあらかじめ説明しておく。また、手や足の圧力がかかる部分に起こりやすいことが知られているので、物理的刺激が生じやすい部位を問診などにより確かめ、長時間または反復して同じ部位に刺激がかからないように指導する。発症や重篤化の予防のための患者への指導のポイントは次の通りである。

（1）物理的刺激を避ける

- 柔らかく厚めで少し余裕のある靴下を履く
- 足にあった柔らかい靴を履く
- 圧のかかりにくい靴の中敷（ジェルや低反発のもの）を使用する
- 長時間の立ち仕事や歩行、ジョギングを避け、こまめに休む
- 家庭で使う用具（包丁、スクリュードライバー、ガーデニング用具など）を使う時、握りしめる時間を短くするか、圧をかけなくてよいもの（ピーラーなど）を使用する
- 炊事、水仕事の際にはゴム手袋等を用いて、洗剤類にじかに触れないようにする

（2）熱刺激を避ける

- 熱い風呂やシャワーを控え、手や足を湯に長時間さらさないようにする

（3）皮膚の保護

- 保湿剤を塗布する（外用法の指導を含む）

（4）2次感染予防

- 清潔を心がける

②フットケア、スキンケア

爪の手入れや角質肥厚部の処置、白癬などの感染症の診断治療を行う。

表5-2　手足症候群を起こす可能性がある薬剤

（文献3）より作成）

投与経路	分類	薬物名
注射	アントラサイクリン系	ドキソルビシンリポソーム
	フッ化ピリミジン系	フルオロウラシル
	その他	ドセタキセル
経口	フッ化ピリミジン系	カペシタビン テガフール・ギメラシル・オテラシルカリウム テガフール・ウラシル フルオロウラシル
	キナーゼ阻害薬	レゴラフェニブ　ゲフィチニブ ソラフェニブ　エルロチニブ スニチニブ　アファチニブ レンバチニブ　オシメルチニブ

表5-3　キナーゼ阻害薬とフッ化ピリミジン系薬剤との皮膚症状の違い

（文献3）より作成）

早期症状

キナーゼ阻害薬：

物理的刺激のかかる部位など圧力のかかる部位に限局性に紅斑、水疱が生じることが多い。

フッ化ピリミジン系薬剤：

発症早期にしびれ、チクチクまたはピリピリするような感覚の異常が認められる。この時期には視診では手足の皮膚に視覚的な変化を伴わない可能性がある。最初に見られる皮膚の変化は、比較的びまん性の発赤（紅斑）である。少し進行すると皮膚表面に光沢が生じ、指紋が消失する傾向が見られるようになると次第に疼痛を訴えるようになる。

発症時期

キナーゼ阻害薬：

早ければ投与後1～2週から発現し、発現のピークは1サイクル目（1ヶ月以内）が多い。
徐々に発現頻度は減るが、服用開始から12週間程度は発現好発時期であり注意が必要となる。

フッ化ピリミジン系薬剤：

多くの症例では投与後4ヶ月以内に初発するが10ヶ月まで初発が認められるため長期にわたり留意が必要である。

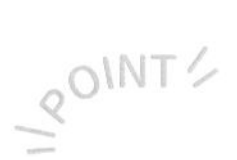

- **副作用の重篤化を回避するために定期的にフォローアップを実施する。**
- **重篤な副作用のグレードとその処置を把握する。**

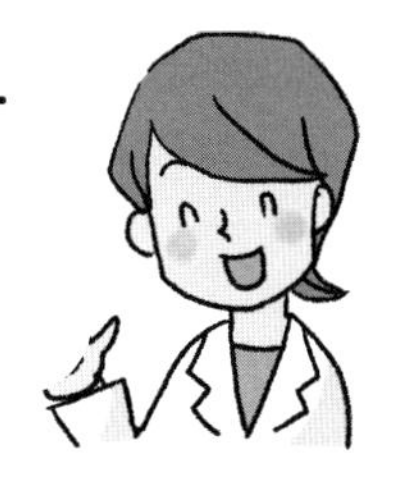

参考文献

1）ロンサーフ®配合錠　添付文書
2）スチバーガ®錠40mg　添付文書
3）厚生労働省、重篤副作用疾患別対応マニュアル「手足症候群」（令和元年9月改定）
4）スチバーガ®錠40mg　インタビューフォーム
5）スチバーガ®錠40mg　適正使用ガイド

リシノプリル水和物錠から サクビトリルバルサルタンナトリウム水和物錠への切り替え

副作用の可能性

■ 基礎情報とエピソード

年齢（性別）：77 歳（男性）

患者背景：高血圧症治療のため、10ヶ月前からリシノプリル水和物錠10mgを服用している。定期的に総合病院の循環器内科を受診している。気温が下がってきて血圧が上昇する日が多くなってきた。

現病歴：狭心症、高コレステロール血症、高尿酸血症、高血圧症

介入時考慮した項目：投与間隔および服用開始日

薬の管理者：本人

服用できない剤形：なし

有害事象：トラセミド口腔内崩壊錠 4mg で手の腫れの副作用歴あり

調剤時における注意点：一包化

処方状況：

	薬剤名	用量	用法
介入前	➡ **サクビトリルバルサルタンナトリウム水和物錠100mg**	**1 錠**	**朝食後（56日分）**
	クロピドグレル硫酸塩錠75mg	1 錠	朝食後
	カルベジロール錠10mg	1 錠	朝食後
	エゼチミブ10mg・アトルバスタチンカルシウム水和物10mg配合錠	1 錠	朝食後
	フェブキソスタット錠20mg	1 錠	朝食後
	ニフェジピン徐放錠20mg（24時間持続）	1 錠	朝食後
	硝酸イソソルビドテープ40mg	1日1回	（24時間ごとに貼り替え）

▼

	薬剤名	用量	用法
介入後	➡ **サクビトリルバルサルタンナトリウム水和物錠100mg**	**1 錠**	**朝食後（55日分）**
	クロピドグレル硫酸塩錠75mg	1 錠	朝食後
	カルベジロール錠10mg	1 錠	朝食後
	エゼチミブ10mg・アトルバスタチンカルシウム水和物10mg配合錠	1 錠	朝食後
	フェブキソスタット錠20mg	1 錠	朝食後
	ニフェジピン徐放錠20mg（24時間持続）	1 錠	朝食後
	硝酸イソソルビドテープ40mg	1日1回	（24時間ごとに貼り替え）

服薬コンプライアンス：良好
プロブレムリスト：#1　季節変動による血圧上昇
#2　アンジオテンシン変換酵素（ACE）阻害薬からサクビトリルバルサルタンナトリウム水和物錠への切り替えのタイミング
#3　切り替えによる体調変化

服薬支援・管理・処方介入の具体的内容

患者が定期受診した後に処方箋を持って来局した。薬剤師が処方鑑査したところ、リシノプリル水和物錠10mgからサクビトリルバルサルタンナトリウム水和物錠100mgに変更になっていることに気づいた。患者に処方変更について確認したところ、「涼しくなってきたら血圧が上がってきている。これからもっと上がるかもしれないので血圧の薬を1つ変えておくと言われた」とのことであった。

リシノプリル水和物錠などのACE阻害薬からサクビトリルバルサルタンナトリウム水和物錠に切り替える場合は、血管浮腫が現れる恐れがあるため、少なくとも36時間の投与間隔を設ける必要がある。サクビトリルバルサルタンナトリウム水和物錠をいつから服用開始するか患者本人に確認したところ、明日の朝から服用するよう処方医に指示を受けていることがわかった。

患者は今朝までリシノプリル水和物錠を服用しており、翌日朝からの服用となると投与間隔が24時間程度しかないため、さらに服用開始を遅らせる必要があると判断した。当該薬剤師は、処方医に疑義照会し、サクビトリルバルサルタンナトリウム水和物錠の服用開始日を翌々日にすることを提案した。その結果、翌々日からの服用となり、サクビトリルバルサルタンナトリウム水和物錠の処方日数が56日分から55日分に変更となった。一包化の調剤であったため、サクビトリルバルサルタンナトリウム水和物錠を含まない1日分に服用日（翌日）の日付の印字を行い、患者に飲み間違えないように注意喚起を行った。さらに自宅で毎日血圧を測定すること、また薬の変更後に急に唇や口の中が腫れたり、のどが詰まった感じがする、息苦しさを感じるときはすぐ連絡するよう指導した。

他職種との連携

薬剤師が処方医に疑義照会を行い、ACE阻害薬からサクビトリルバルサルタンナトリウム水和物錠に切り替える場合は血管浮腫が現れる恐れがあるため、少なくとも36時間の投与間隔を設ける必要があることを説明し、服用開始日の変更と処方日数の変更を提案した。

介入結果

サクビトリルバルサルタンナトリウム水和物錠への変更後の薬の飲み間違いや飲み忘れはなかった。また、唇や口の中が腫れたり、のどが詰まった感じがする、息苦しさを感じるなどの血管浮腫の症状は見られなかった。さらに、血圧の上昇は見られず、落ち着いている。

解説

サクビトリルバルサルタンナトリウム水和物錠の添付文書[1]の禁忌の項目には、「ACE阻害薬（アラセプリル、イミダプリル塩酸塩、エナラプリルマレイン酸塩、カプトプリル、キナプリル塩酸塩、シラザプリル水和物、テモカプリル塩酸塩、デラプリル塩酸塩、トランドラプリル、ベナゼプリル塩酸塩、ペリンドプリルエルブミン、リシノプリル水和物）を投与中の患者、あるいは投与中止から36時間以内の患者」と記載されている。ACE阻害薬と併用した場合の臨床症状・措置方法には、「血管浮腫があらわれるおそれがある。これらの薬剤が投与されている場合は、少なくとも本剤投与開始36時間前に中止すること。また、本剤投与終了後にこれらの薬剤を投与する場合は、本剤の最終投与から36時間後までは投与しないこと。」と記載されている。血管浮腫があらわれる理由として、「併用により相加的にブラジキニンの分解を抑制し、血管浮腫のリスクを増加させる可能性があるため」とされている。

サクビトリルバルサルタンナトリウム水和物は、ネプリライシン（NEP）阻害作用を持つサクビトリルと、アンジオテンシンⅡタイプ1（AT_1）受容体拮抗作用を持つバルサルタンの複合体で、「アンジオテンシン受容体ネプリライシン阻害薬（ARNI）」に分類される薬剤である[2]。NEP阻害に基づくナトリウム利尿ペプチドの作用亢進による血管拡張作用、利尿作用、交感神経抑制作用、およびAT_1受容体拮抗作用に基づくアンジオテンシンⅡの作用抑制による、血管収縮抑制作用、腎ナトリウム・体液貯留抑制作用を示し、降圧作用を発揮する[2]。リシノプリル水和物などのACE阻害薬は、ブラジキニンの不活性化酵素（キニナーゼⅡ）を阻害するため、ブラジキニンの分解を抑制する[3]。サクビトリルは、体内でエステラーゼにより速やかにsacubitrilatに変換され、ブラジキニンの分解を抑制するため、ACE阻害薬との併用で相加的にブラジキニンの分解を抑制する[2]。

今回の事例では、担当した薬剤師は患者から血圧上昇により、処方薬がリシノプリル水和物錠からサクビトリルバルサルタンナトリウム水和物錠に処方変更になっていることを聞き取った。リシノプリル水和物錠はACE阻害薬であることから、サクビトリルバルサルタンナトリウム水和物錠へ切り替える場合は36時間以上間隔をあける必要があることを把握していたため、服用開始日を確認した。その結果、切り替えるまでの間隔が十分でないと判断し、担当

医師に疑義照会し、服用開始日を1日後ろにずらすことになった。患者は体調に問題なく薬
り替えることができた。

…掘り

5) 6) 7)

…唇、のど、舌などが腫れる病態である。通常、1～3日後に消退
…薬剤によって異なるが、主にヒスタミンやブラジキニンに起因す

…腫脹（特に口唇や眼瞼、顔、首、舌に多い）、口腔粘
…の閉塞感、息苦しさ、嗄声、構音障害、嘔気、嘔吐、
…囲や口腔粘膜、咽頭、喉頭の腫脹が疑われる症状が
…気道閉塞に進展する恐れがあるので、直ちに病院で
…阻害薬による血管性浮腫は、顔面や頸部に好発し、
…であり、喉頭浮腫による死亡例が報告されている。

② 好…

非ステロイド性抗炎症薬（NSAIDs）では数分から6時間程度以内に出現する。ACE阻害薬による場合、投与開始後1週間以内に発症することが多い。ただし、症例によって幅があり、最短では服用1時間後、最長では10年以上のこともある。通常、1～3日後に消退する。

③ 原因となる薬剤

NSAIDs、降圧薬［ACE阻害薬、アンジオテンシンII受容体拮抗薬（ARB）］、抗菌薬（ペニシリン、βラクタム系、キノロン系など）、造影剤、筋弛緩薬、経口避妊薬（ピル、エストロゲン）、DPP-4阻害薬などの医薬品によって引き起こされることがある。ACE阻害薬が原因の場合は、ブラジキニン起因性の血管性浮腫とされる。

2）併用禁忌のため投与中止後間隔をあける必要がある薬剤

薬剤の切り替えなど新規で服用を開始する場合、併用禁忌のため投与中止後に間隔をあける必要がある薬剤を表6-1にまとめた。

年 月 日 部
9784904502402
1923047010001
ISBN978-4-904502-40-2
C3047 ¥1000E
定価1,100円（本体1,000円+税10%）
書名 薬局薬剤師による『プレアボイド』実学2
発行所
編著・監修

表6-1　併用禁忌のため投与中止後間隔をあける必要がある薬剤　（各薬剤の添

薬剤名	中止する薬剤	あける間隔	[illegible]
モノアミン酸化酵素(MAO)阻害剤 セレギリン塩酸塩 ラサギリンメシル酸塩 サフィナミドメシル酸塩	三環系抗うつ剤 アミトリプチリン塩酸塩 アモキサピン イミプラミン塩酸塩 クロミプラミン塩酸塩 ドスレピン塩酸塩 トリミプラミンマレイン酸塩 ノルトリプチリン塩酸塩 ロフェプラミン塩酸塩	2〜3日間	相加・相[illegible]不穏、全[illegible]睡等が[illegible]る。
	四環系抗うつ剤 マプロチリン塩酸塩 ミアンセリン塩酸塩 セチプチリンマレイン酸塩		
	選択的セロトニン再取り込み阻害剤（SSRI） フルボキサミンマレイン酸塩 パロキセチン塩酸塩水和物 セルトラリン塩酸塩 エスシタロプラムシュウ酸塩	 7日間 14日間 14日間 14日間	脳内[illegible]ため[illegible]不穏、全身痙攣、[illegible]常高熱、昏睡等の症状があらわれることがある。
	ボルチオキセチン臭化水素酸塩	14日間	
	セロトニン・ノルアドレナリン再取り込み阻害剤（SNRI） ミルナシプラン塩酸塩 デュロキセチン塩酸塩 ベンラファキシン塩酸塩	 2〜3日間 5日間 7日間	脳内モノアミン濃度が高まるため、発汗、不穏、全身痙攣、異常高熱、昏睡等の症状があらわれることがある。
	選択的ノルアドレナリン再取り込み阻害剤（NRI） アトモキセチン塩酸塩	14日間	
	ノルアドレナリン・セロトニン作動性抗うつ剤（NaSSA） ミルタザピン	14日間	脳内ノルアドレナリン、セロトニンの神経伝達が高まるため、発汗、不穏、全身痙攣、異常高熱、昏睡等の症状があらわれることがある。
	フェンフルラミン塩酸塩	14日間	脳内セロトニン濃度が高まるため、発汗、不穏、全身痙攣、異常高熱、昏睡等の症状があらわれることがある。
	トラマドール塩酸塩含有製剤	2〜3日間	機序は不明であるが、発汗、不穏、全身痙攣、異常高熱、昏睡等の症状があらわれるおそれがある。

ISBN978-4-904502-40-2 C3047 ¥1000E
薬剤師による『プレアボイド』実学2
編著 サエラ社外報告研究会
定価1,100円
(本体1,000円+税10%)

<table>
<tr><th>薬剤名</th><th>中止する薬剤</th><th>あける間隔</th><th>理由</th></tr>
<tr><td>三環系抗うつ剤
アミトリプチリン塩酸塩
アモキサピン
イミプラミン塩酸塩
クロミプラミン塩酸塩
ドスレピン塩酸塩
トリミプラミンマレイン酸塩
ノルトリプチリン塩酸塩
ロフェプラミン塩酸塩</td><td rowspan="9">MAO阻害剤
セレギリン塩酸塩
ラサギリンメシル酸塩
サフィナミドメシル酸塩</td><td rowspan="2">14日間</td><td rowspan="2">相加・相乗作用により、発汗、不穏、全身痙攣、異常高熱、昏睡等があらわれるおそれがある。</td></tr>
<tr><td>四環系抗うつ剤
マプロチリン塩酸塩
ミアンセリン塩酸塩
セチプチリンマレイン酸塩</td></tr>
<tr><td>SSRI
フルボキサミンマレイン酸塩
パロキセチン塩酸塩水和物
セルトラリン塩酸塩
エスシタロプラムシュウ酸塩</td><td rowspan="2">14日間</td><td rowspan="2">脳内セロトニン濃度が高まるため、発汗、不穏、全身痙攣、異常高熱、昏睡等の症状があらわれることがある。</td></tr>
<tr><td>ボルチオキセチン臭化水素酸塩</td></tr>
<tr><td>SNRI
ミルナシプラン塩酸塩
デュロキセチン塩酸塩
ベンラファキシン塩酸塩</td><td rowspan="2">14日間</td><td rowspan="2">脳内モノアミン濃度が高まるため、発汗、不穏、全身痙攣、異常高熱、昏睡等の症状があらわれることがある。</td></tr>
<tr><td>NRI
アトモキセチン塩酸塩</td></tr>
<tr><td>NaSSA
ミルタザピン</td><td>14日間</td><td>脳内ノルアドレナリン、セロトニンの神経伝達が高まるため、発汗、不穏、全身痙攣、異常高熱、昏睡等の症状があらわれることがある。</td></tr>
<tr><td>フェンフルラミン塩酸塩</td><td>14日間</td><td>脳内セロトニン濃度が高まるため、発汗、不穏、全身痙攣、異常高熱、昏睡等の症状があらわれることがある。</td></tr>
<tr><td>ペチジン塩酸塩含有製剤
トラマドール塩酸塩含有製剤
タペンタドール塩酸塩</td><td>14日間</td><td>相加的に作用が増強されるため、心血管系副作用の増強や発汗、不穏、全身痙攣、異常高熱、昏睡等の症状があらわれるおそれがある。</td></tr>
</table>

薬剤名	中止する薬剤	あける間隔	理由
中枢神経刺激剤 メタンフェタミン塩酸塩 メチルフェニデート塩酸塩 リスデキサンフェタミンメシル酸塩	MAO阻害剤 セレギリン塩酸塩 ラサギリンメシル酸塩 サフィナミドメシル酸塩	14日間	脳内モノアミン総量が増加するおそれがあるため、高血圧クリーゼ等の重篤な副作用発現のおそれがある。
マジンドール		14日間	交感神経刺激作用を有し、MAO阻害剤の作用を増強するため、高血圧クリーゼを起こすことがある。
ラサギリンメシル酸塩	セレギリン塩酸塩 サフィナミドメシル酸塩	14日間	相加作用のおそれがあるため、高血圧クリーゼ等の重篤な副作用発現のおそれがある。
セレギリン塩酸塩 サフィナミドメシル酸塩	ラサギリンメシル酸塩	14日間	相加作用のおそれがあるため、高血圧クリーゼ等の重篤な副作用発現のおそれがある。
テトラベナジン	セレギリン	14日間	MAO阻害剤の作用が増強されるおそれがある。
	レセルピン	21日間	類似した作用メカニズムを有するため、相互に作用を増強することがある。
フッ化ピリミジン系抗悪性腫瘍剤 フルオロウラシル テガフール・ウラシル配合剤 テガフール ドキシフルリジン カペシタビン ホリナート・テガフール・ウラシル療法 レボホリナート・フルオロウラシル療法	テガフール・ギメラシル・オテラシルカリウム配合剤	7日間	ギメラシルにより、併用されたフルオロウラシルあるいは併用されたフッ化ピリミジンから生成されたフルオロウラシルの異化代謝が阻害され、著しく血中フルオロウラシル濃度が上昇するため、早期に重篤な血液障害や下痢、口内炎等の消化管障害等が発現するおそれがある。
フッ化ピリミジン系抗真菌剤 フルシトシン			

薬 剤 名	中止する薬剤	あける間隔	理　由
セロトニン(5-HT)$_{1B/1D}$受容体作動薬 スマトリプタンコハク酸塩 ゾルミトリプタン エレトリプタン臭化水素酸塩 リザトリプタン安息香酸塩 ナラトリプタン塩酸塩	各々の他の5-HT$_{1B/1D}$受容体作動薬	24時間	相互に作用を増強させるため、血圧上昇または血管攣縮が増強されるおそれがある。
	エルゴタミン エルゴタミン酒石酸塩・無水カフェイン・イソプロピルアンチピリン エルゴタミン誘導体含有製剤 ジヒドロエルゴタミンメシル酸塩 エルゴメトリンマレイン酸塩 メチルエルゴメトリンマレイン酸塩	24時間	薬理的相加作用により、相互に作用(血管収縮作用)を増強させるため、血圧上昇または血管攣縮が増強されるおそれがある。
	プロプラノロール塩酸塩製剤 (錠剤) (徐放製剤)	 24時間 48時間	リザトリプタンの代謝を阻害される可能性があるため、リザトリプタンの$t_{1/2}$が延長、AUCが増加し、作用が増強される可能性がある。
エルゴタミン エルゴタミン酒石酸塩・無水カフェイン・イソプロピルアンチピリン エルゴタミン誘導体含有製剤 ジヒドロエルゴタミンメシル酸塩 エルゴメトリンマレイン酸塩 メチルエルゴメトリンマレイン酸塩	セロトニン(5-HT)$_{1B/1D}$受容体作動薬 スマトリプタンコハク酸塩 ゾルミトリプタン エレトリプタン臭化水素酸塩 リザトリプタン安息香酸塩 ナラトリプタン塩酸塩	24時間	薬理的相加作用により、相互に作用(血管収縮作用)を増強させるため、血圧上昇または血管攣縮が増強されるおそれがある。
オピオイド系薬剤(鎮痛、麻酔)(緊急事態により使用する場合を除く) モルヒネ フェンタニル フェンタニル・ドロペリドール レミフェンタニル オキシコドン メサドン ブプレノルフィン タペンタドール トラマドール トラマドール・アセトアミノフェン ペチジン ペチジン・レバロルファン ペンタゾシン ヒドロモルフォン	ナルメフェン塩酸塩水和物	7日間	μオピオイド受容体拮抗作用により、μオピオイド受容体作動薬に対して競合的に阻害するため、離脱症状を起こすおそれがある。また、鎮痛作用が減弱するおそれがある。

薬 剤 名	中止する薬剤	あける間隔	理　由
アンジオテンシン受容体ネプリライシン阻害薬(ARNI) サクビトリルバルサルタンナトリウム水和物	アンジオテンシン変換酵素(ACE)阻害薬 アラセプリル イミダプリル塩酸塩 エナラプリルマレイン酸塩 カプトプリル キナプリル塩酸塩 シラザプリル水和物 テモカプリル塩酸塩 デラプリル塩酸塩 トランドラプリル ベナゼプリル塩酸塩 ペリンドプリルエルブミン リシノプリル水和物	36時間	相加的にブラジキニンの分解を抑制し、血管浮腫のリスクを増加させる可能性があるため、血管浮腫があらわれるおそれがある。
ACE阻害薬 アラセプリル イミダプリル塩酸塩 エナラプリルマレイン酸塩 カプトプリル キナプリル塩酸塩 シラザプリル水和物 テモカプリル塩酸塩 デラプリル塩酸塩 トランドラプリル ベナゼプリル塩酸塩 ペリンドプリルエルブミン リシノプリル水和物	ARNI サクビトリルバルサルタンナトリウム水和物	36時間	相加的にブラジキニンの分解を抑制し、血管浮腫のリスクを増加させる可能性があるため、血管浮腫があらわれるおそれがある。

AUC；血中濃度－時間曲線下面積
$t_{1/2}$；消失半減期

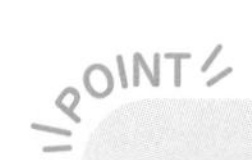

同効薬切り替え時には休薬期間の必要性を確認する。

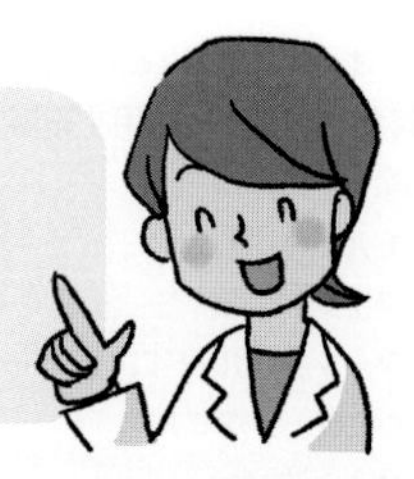

参考文献

1) エンレスト®錠　添付文書
2) エンレスト®錠を適正にご使用いただくために（高血圧症）
3) ロンゲス®錠　インタビューフォーム
4) エンレスト®錠　インタビューフォーム
5) 厚生労働省、重篤副作用疾患別対応マニュアル「血管性浮腫（非ステロイド性抗炎症薬によらないもの）」（令和元年9月改定）
6) 厚生労働省、重篤副作用疾患別対応マニュアル「非ステロイド性抗炎症薬（NSAIDs、解熱鎮痛薬）によるじんま疹/血管性浮腫」（令和元年9月改定）
7) 日本皮膚科学会蕁麻疹診療ガイドライン改定委員会、蕁麻疹診療ガイドライン2018、日皮会誌、128（12）：2503-2624（2018）

ビスホスホネート製剤とGLP-1受容体作動薬の起床時同時服用

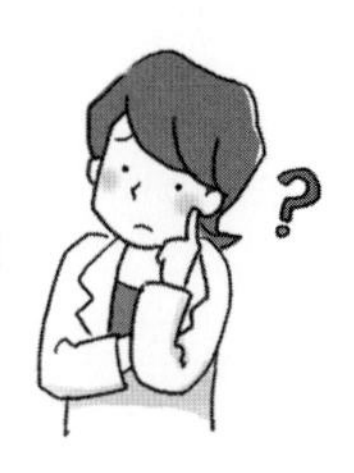

用　法

■ 基礎情報とエピソード

年齢（性別）：70歳（女性）

患者背景：２型糖尿病の治療のため、内科に通院し、セマグルチド（遺伝子組換え）錠（以下、セマグルチド錠）を約１年継続服用している。血糖コントロールは良好である。また整形外科にも通院し、骨粗鬆症の治療のため、ビタミンD製剤を服用している。今回検査の結果、骨密度の低下が確認された。

現病歴：骨粗鬆症、２型糖尿病

介入時考慮した項目：同時服用による影響

薬の管理者：本人

服用できない剤形：なし

有害事象：なし

調剤時における注意点：なし

処方状況：

	診療科	薬剤名	用量	用法
介入前	➡ 整形外科	アレンドロン酸ナトリウム水和物錠35mg	1錠	週1回 起床時
		エルデカルシトールカプセル0.75μg	1cap	朝食後
	内科	セマグルチド錠7mg	1錠	起床時

▼

	診療科	薬剤名	用量	用法
介入後	➡ 整形外科	ミノドロン酸水和物錠50mg	1錠	4週に1回 起床時
		エルデカルシトールカプセル0.75μg	1cap	朝食後
	内科	セマグルチド錠7mg	1錠	起床時

服薬コンプライアンス：良好

プロブレムリスト：#1　併用薬の同時または同日服用

服薬支援・管理・処方介入の具体的内容

今回「骨密度の低下による骨折の予防のために薬が追加になった」と患者が処方箋を持って来局した。処方箋には以前より服用しているエルデカルシトールカプセル0.75μgに加えて、アレンドロン酸ナトリウム水和物錠35mgが処方されていた。対応した薬剤師は、患者が内科で処方されているセマグルチド錠7mgを併用していることを整形外科の処方医に伝えていることを確認した。セマグルチド錠7mgも今回のアレンドロン酸ナトリウム水和物錠も用法が起床時となっていた。処方医からは、「同時に服用してよい」と説明されていることを患者から聞き取った。

しかし、セマグルチド錠とアレンドロン酸ナトリウム水和物錠はともに服用時および服用後少なくとも30分は飲食や他の経口薬の服用を避ける必要があるため[1) 2)]、薬剤師は患者に当該薬剤は同時に服用できない旨を伝えた。さらに整形外科の処方医にもセマグルチド錠とアレンドロン酸ナトリウム水和物錠などのビスホスホネート製剤は同時服用できないことを伝え、処方の再検討を依頼した。また閉経後の場合に連日服用になるが食後服用ができる薬剤があること、ビスホスホネート製剤で4週に1回の服用にできる薬剤があることを伝えた。処方医からはビスホスホネート製剤を処方したいとの回答を得たため、薬剤師はこの患者の飲み間違いのリスクを減らすため、服用の頻度が少なくなる4週に1回服用の製剤を提案することとした。さらに薬剤師は、この患者にはビスホスホネート製剤とセマグルチド錠の同日服用を回避したいと考え、内科の主治医にセマグルチド錠は1日1回投与であり、消失半減期が長いため、4週に1回のみ服用をやめることを提案し、問題ないとの回答を得た。

整形外科の処方医に再度相談し、ビスホスホネート製剤のミノドロン酸水和物錠50mgを4週に1回服用し、同日のみセマグルチド錠の服用は中止することになった。

他職種との連携

整形外科の処方医に、セマグルチド錠とアレンドロン酸ナトリウム水和物錠などのビスホスホネート製剤は同時服用できない旨を伝え、処方の再検討を依頼した。処方医からビスホスホネート製剤を処方したいとの回答を得たため、内科の主治医に4週に1回のみセマグルチド錠の服用をやめることを提案し、問題ないとの回答を得た。

整形外科の処方医に再度相談し、ビスホスホネート製剤のミノドロン酸水和物錠50mgを4週に1回服用し、同日のセマグルチド錠の服用は中止することになった。

介入結果

患者は、ミノドロン酸水和物錠50mgを4週に1回服用することと、その服用日1日のみセマグルチド錠を休薬することができ、コンプライアンスは良好である。さらに、セマグルチド錠の4週に1回の休薬による血糖コントロールへの影響は見られていない。

解説

セマグルチドは、遺伝子組換えヒトグルカゴン様ペプチド-1（GLP-1）類縁体であり、GLP-1受容体作動薬に分類される2型糖尿病治療剤である。セマグルチドは週1回の皮下投与製剤として販売されていた[3]が、より利便性を高めるため、セマグルチドを経口投与可能とした製剤として内服錠が開発された[4]。この内服錠は、吸収促進剤であるSNAC（サルカプロザートナトリウム）を添加することで、経口投与を可能としている。経口投与後にセマグルチドは主に胃で吸収される。セマグルチドの吸収に影響を及ぼさないために、次の4つの注意を守るよう患者に指導する必要がある[4]。

① 胃の内容物により吸収が低下することから、空腹の状態で服用する必要がある。1日のうちの最初の食事または飲水の前に服用すること
② コップ約半分の水（約120mL以下）とともに服用すること
③ セマグルチドの曝露量（C_{max}およびAUC_{0-24h}）が低下するため、他の経口剤と同時に服用しないこと
④ 服用後の絶飲食時間（服用時および服用後少なくとも30分）を遵守すること。他の経口剤の服用は絶飲食時間後とすること

また、アレンドロン酸ナトリウム水和物錠の「用法及び用量に関連する注意」には患者に次の内容を指導するよう記載されている[2)5)]。

① 水のみで服用すること。アレンドロン酸ナトリウムは極性が高く負に帯電した分子であるため、水以外の飲み物（Ca、Mg等の含量の特に高いミネラルウォーターを含む）、食物および他の薬剤と一緒に服用すると、Mg^{2+}やCa^{2+}などの多価陽イオンとキレートを形成することがある。そのようなキレートは胃腸粘膜から吸収されにくいため、アレンドロン酸の吸収が抑制されるおそれがある。
② 食道および局所への副作用の可能性を低下させるため、速やかに胃内へと到達させること。服用に際しては、以下の事項に注意すること
  - 起床してすぐにコップ1杯の水（約180mL）とともに服用すること
  - 口腔咽頭部に潰瘍を生じる可能性があるため、噛んだりまたは口中で溶かしたり

しないこと

- 服用後、少なくとも30分経ってからその日の最初の食事を摂り、食事を終えるまで横にならないこと
- 就寝時または起床前に服用しないこと

以上のアレンドロン酸ナトリウム水和物錠の添付文書等に記載されている内容は、他のビスホスホネート製剤にも共通する内容である。

このセマグルチド錠とアレンドロン酸ナトリウム水和物錠の記載内容から、セマグルチド錠は1日のうちの最初の飲水の前に服用する必要があり、アレンドロン酸ナトリウム水和物錠は起床してすぐに服用する必要がある。そのため、両薬剤は同時服用だけでなく同日服用が困難であると判断できる。

さらにセマグルチド錠は、「投与を忘れた場合は、その日は投与せず、翌日投与すること」とされている。セマグルチド錠は「1日1回投与の薬剤であることおよびセマグルチドの消失半減期が長いことから、1回の投与忘れによるセマグルチドの曝露量への影響は小さく、一時的であると考えられる」ためとインタビューフォームに記載されている[4)]。また、「セマグルチドの消失半減期は約1週間であり、投与中止後も効果が持続する可能性がある」と記載されている[4)]。

今回の事例では、セマグルチド錠を27日間連続投与した後、1日休薬した場合のセマグルチドの効果持続への影響は少ないと考え、整形外科の処方医と内科の主治医それぞれと連絡を取り、4週に1回で服用するミノドロン酸水和物錠50mgに変更し、その服用日1日のみセマグルチド錠の服用は中止することになった。その後、患者のコンプライアンスは良好であり、セマグルチド錠の4週に1回の休薬による血糖コントロールへの影響は見られていないことが確認できた。

■ 知識の深掘り

1）服用時の水の量が記載されている医薬品

副作用や吸収低下の回避などのため服用時の水の量が添付文書に記載されている内服医療用医薬品がある（表7-1）。薬剤師が服薬指導する際、安全に服用するために必要な水の量を患者に伝える必要がある。

表7-1　服用時の水の量が記載されている内服医療用医薬品（検査用医薬品を除く）

（各薬剤の添付文書およびインタビューフォームより作成）

分　類	一 般 名	ブランド名（先発品等の主な薬剤）	定量の水で服用する理由	用法および用量
成分栄養剤	−	エレンタール®配合内用剤	カロリーの調整	通常、80gを300mLとなるような割合で常水または微温湯に溶かし、1kcal/mLにする。
肝不全用成分栄養剤	−	ヘパンED®配合内用剤	カロリーの調整	通常、成人に1回量として1包(80g)を約250mLの常温の水または微温湯に溶かし、約310kcal/300mLにする。
肝不全用半消化態栄養剤	−	アミノレバン®EN配合散	カロリーの調整	通常、成人に1回量として1包(50g)を約180mLの水または温湯に溶かし(約200kcal/200mL)1日3回食事とともに経口摂取する。
内服用電解質剤	塩化ナトリウム・塩化カリウム・無水リン酸二水素ナトリウム・クエン酸ナトリウム水和物・炭酸マグネシウム配合顆粒	ソリタ®−T配合顆粒2号、3号	低浸透圧(ハイポトニック)となり、水分吸収能・Na保持能が優れている。	1包(4.0g)を用時100mLの水または微温湯に攪拌溶解する。
カリウム補給剤	塩化カリウムエリキシル	K. C. L.®エリキシル(10w/v%)	薄めずにそのまま投与すると胃腸障害を起こすおそれがある。	多量の水(10〜20倍量の水)で薄めて使用する。
高カリウム血症治療薬	ポリスチレンスルホン酸ナトリウム散、ドライシロップ	ケイキサレート®散、ドライシロップ76%	懸濁液の調製	通常、成人では1回量を水50〜150mLに懸濁し、経口投与する。
高カリウム血症治療薬	ポリスチレンスルホン酸カルシウム散、ドライシロップ	カリメート®散、ドライシロップ92.59%	懸濁液の調製	通常成人では1回量を水30〜50mLに懸濁し、経口投与する。
高カリウム血症治療薬	ジルコニウムシクロケイ酸ナトリウム水和物散	ロケルマ®懸濁用散分包5g、10g	懸濁液の調製	分包内のすべての薬剤を容器に空け、約45mLの水に懸濁する。
糖尿病治療薬(GLP-1受容体作動薬)	セマグルチド(遺伝子組換え)錠	リベルサス®錠3mg、7mg、14mg	胃の内容物により吸収が低下する。	1日のうちの最初の食事または飲水の前に、空腹の状態でコップ約半分の水(約120mL以下)とともに1錠服用する。
脂質異常症治療薬(陰イオン交換樹脂)	コレスチラミン散	クエストラン®粉末44.4%	粉末のままでは服用が困難	通常成人にはコレスチラミン無水物として1回4gを水約100mLに懸濁する。

分　類	一 般 名	ブランド名 (先発品等の主な薬剤)	定量の水で服用する理由	用法および用量
脂質異常症治療薬(陰イオン交換樹脂)	コレスチミド錠、顆粒	コレバイン®錠500mg、ミニ83%	服用時に誤って気道に入った場合、膨潤し呼吸困難を起こした症例が報告されている。	十分量(200mL程度)の水で服用させる。のどの奥に残った場合には、さらに水を飲み足させる。
プロトンポンプ・インヒビター	エソメプラゾールマグネシウム水和物顆粒	ネキシウム®懸濁用顆粒分包10mg、20mg	最適な懸濁液の調製	約15mLの水に懸濁し、2～3分ほど置いて粘性が増してから服用することが望ましい。
消化性潰瘍治療薬	アルギン酸ナトリウム顆粒	アルロイド®G顆粒溶解用67%	溶液の調製	通常1回1.5～4.5gを20～60mLの水に溶解して経口投与する。
消化性潰瘍・胃炎治療薬	乾燥水酸化アルミニウムゲル・水酸化マグネシウム配合顆粒	マーロックス®懸濁用配合顆粒	顆粒の服用	1gに対し用時約10mLの水に懸濁して経口投与するか、または、そのままコップ1杯の水とともに経口投与する。
過敏性腸症候群治療薬	ポリカルボフィルカルシウム錠、細粒	コロネル®錠500mg、細粒83.3% ポリフル®錠500mg、細粒83.3%	服用後に途中でつかえた場合に、膨張して喉や食道を閉塞する可能性がある。	十分量(コップ1杯程度)の水とともに服用する。
慢性便秘症治療薬	マクロゴール4000配合散	モビコール®配合内用剤LD、HD	浸透圧を維持した溶液の調製	6.8523g(LD1包)あたりコップ1/3程度(約60mL)または13.7046g(HD1包)あたりコップ2/3程度(約120mL)の水に溶解する。
骨粗鬆症治療薬(ビスホスホネート系)	リセドロン酸ナトリウム水和物錠	アクトネル®錠2.5mg、17.5mg、75mg ベネット®錠2.5mg、17.5mg、75mg	・水以外の飲料では錯体形成し吸収率低下 ・咽喉頭、食道等の粘膜に対し局所刺激症状を引き起こすおそれがあるため速やかに胃内へ到達させる。	起床時に十分量(約180mL)の水とともに経口投与する。
骨粗鬆症治療薬(ビスホスホネート系)	アレンドロン酸ナトリウム水和物錠、経口ゼリー	フォサマック®錠35mg ボナロン®錠5mg、35mg、経口ゼリー35mg	・水以外の飲料では錯体形成し吸収率低下 ・咽喉頭、食道等の粘膜に対し局所刺激症状を引き起こすおそれがあるため速やかに胃内へ到達させる。	起床してすぐにコップ1杯の水(約180mL)とともに服用する。

分 類	一 般 名	ブランド名 (先発品等の主な薬剤)	定量の水で服用する理由	用法および用量
骨粗鬆症治療薬(ビスホスホネート系)	ミノドロン酸水和物錠	ボノテオ®錠 1mg、50mg リカルボン®錠 1mg、50mg	・水以外の飲料では錯体形成し吸収率低下 ・咽喉頭、食道等の粘膜に対し局所刺激症状を引き起こすおそれがあるため速やかに胃内へ到達させる。	起床時に十分量(約180mL)の水(またはぬるま湯)とともに服用する。
骨粗鬆症治療薬(ビスホスホネート系)	イバンドロン酸ナトリウム水和物錠	ボンビバ®錠 100mg	・水以外の飲料では錯体形成し吸収率低下 ・咽喉頭、食道等の粘膜に対し局所刺激症状を引き起こすおそれがあるため速やかに胃内へ到達させる。	起床時に十分量(約180mL)の水とともに服用する。
高アンモニア血症治療薬	カルグルミン酸分散錠	カーバグル®分散錠200mg	分散錠の服用	コップや経口用シリンジ等の容器に1錠あたり2.5mL以上の水を加え、静かに振盪して、速やかに分散させる。
抗精神病薬	プロペリシアジン液	ニューレプチル®内服液1%	誤用(過量を飲み込むなど)の危険を避ける。	原液のままは避け、1回の服用量を水、ジュースまたは汁物等に混ぜて、コップ1杯くらいに、必ず希釈して使用する。
脊髄性筋萎縮症治療薬	リスジプラムドライシロップ	エブリスディ®ドライシロップ60mg	溶液の調製	79mLの精製水を瓶に加えて施栓後、瓶内の粉末が溶解するまで、よく振り混ぜる。リスジプラムとして0.75mg/mLの溶液80mLとなる。
選択的直接作用型第Xa因子阻害薬	リバーロキサバンドライシロップ	イグザレルト®ドライシロップ小児用 51.7mg、 103.4mg	懸濁液の調製	51.7mg入り瓶については1瓶に水50mL、103.4mg入り瓶については1瓶に水100mLを加えて均一に懸濁されるまで60秒以上振り混ぜて調製すると、リバーロキサバンとして1mg/mLの懸濁液となる。なお、調製後のシロップ剤を水もしくは他の液でさらに希釈しない。

分　類	一 般 名	ブランド名 (先発品等の主な薬剤)	定量の水で服用する理由	用法および用量
エンドセリン受容体拮抗薬	ボセンタン水和物分散錠	トラクリア®小児用分散錠32mg	分散錠の服用	スプーン等に少量の水(錠剤を覆う程度の量)を入れ、これに分散してから服用する。さらに、使用したスプーン等に再度少量の水を加え服用する。可能な場合には、服用後にコップ一杯程度の水を飲む。
ホスホジエステラーゼ5阻害薬	シルデナフィルクエン酸塩ドライシロップ	レバチオ®懸濁用ドライシロップ	懸濁液の調製	容器に水60mLを加えて振り混ぜた後、さらに水30mLを加えて振り混ぜてシロップ剤を調製する。1瓶について90mLの水を加えて懸濁するとシルデナフィルとして10mg/mLの溶液112mLとなる。なお、調製後のシロップ剤を水もしくは他の液でさらに希釈しない。
免疫抑制薬	ミコフェノール酸 モフェチル懸濁用散	セルセプト®懸濁用散31.8%	・懸濁液の調製 ・催奇形性を有する	メスシリンダーで量り取った精製水の94mLの半量程度をボトルに添加し、施栓して約1分間激しく転倒混和する。残りの精製水を添加し、施栓して約1分間激しく転倒混和する。調製後の懸濁液の濃度は、ミコフェノール酸モフェチルとして200mg/mLとなる。
抗線維化薬(チロシンキナーゼ阻害薬)	ニンテダニブエタンスルホン酸塩カプセル	オフェブ®カプセル100mg、150mg	カプセルの内容物には苦みがあり、カプセルを噛んだり砕いたりした時の薬物動態に対する影響は不明	カプセルは噛まずにコップ1杯の水とともに服薬する。
β-ラクタマーゼ阻害薬配合ペニシリン系抗生物質	クラブラン酸カリウム・アモキシシリン水和物ドライシロップ	クラバモックス®小児用配合ドライシロップ	懸濁液の調製	10.1gガラス瓶に50mLの約3分の2の水を先に加え、激しく振り混ぜた後、残りの水を加えてさらに振り混ぜ、1日量(調製後懸濁液として)が0.75mL/kgになるよう調製する。

分　類	一 般 名	ブランド名 （先発品等の主な薬剤）	定量の水で服用する理由	用法および用量
深在性 抗真菌薬	フルコナゾールドライシロップ	ジフルカン®ドライシロップ 350mg、 1400mg	懸濁液の調製	24mLの水を瓶に加えよく振り混ぜる。1瓶について24mLの水を加えて懸濁すると、各濃度は10mg/mLと40mg/mLになる。
深在性 抗真菌薬	ボリコナゾールドライシロップ	ブイフェンド®ドライシロップ 2800mg	懸濁液の調製	46mLの水を瓶に加えよく振り混ぜる。濃度は40mg/mLとなる。
抗サイトメガロウイルス化学療法剤	バルガンシクロビル塩酸塩ドライシロップ	バリキサ®ドライシロップ5000mg	・溶液の調製 ・催奇形性および発がん性のおそれがある	溶液を調製する際は、キャップを外した後、91mLの精製水を瓶に添加し、キャップで施栓する。瓶内の粉末が溶解するまで、よく振り混ぜる。
アルキル化薬	シクロホスファミド水和物散	経口用エンドキサン®原末100mg	・経口液剤の調製 ・細胞毒性を有する	シクロホスファミド（無水物換算）100mg（1瓶）あたり5mLの精製水等を、シリンジを用いてバイアル内に注入し、薬剤を溶解させる。シリンジを用いて薬液を回収し、投薬瓶に移した後、単シロップで10mLに調製する。
分子標的治療薬 （mTOR阻害薬）	エベロリムス分散錠	アフィニトール®分散錠2mg、3mg	分散錠の服用	コップ等を使用する場合は、約25mLの水に分散して服用し、コップ等の底に残った場合は、再度同量の水で分散して服用する。 シリンジを使用する場合は、シリンジ内で約5mLの水に分散して服用する。シリンジ内に残った場合は、再度同量の水で分散して服用する。 なお、噛み砕いたり、丸ごと飲み込んだりしない。

GLP-1：グルカゴン様ペプチド-1

mTOR：哺乳類ラパマイシン標的蛋白質

POINT

服用について患者に指導するべき内容がある薬剤とその理由を知っておく。

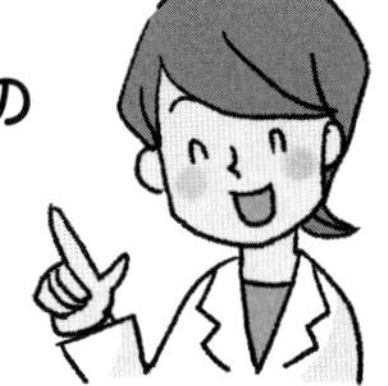

参考文献

1) リベルサス®錠　添付文書
2) ボナロン®錠35mg　添付文書
3) オゼンピック®皮下注　インタビューフォーム
4) リベルサス®錠　インタビューフォーム
5) ボナロン®錠35mg　インタビューフォーム

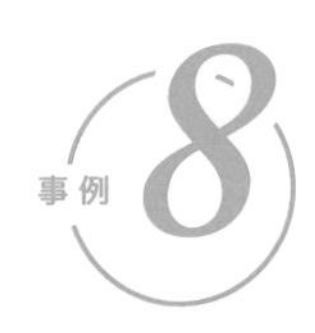

腎機能低下の患者に対するレボセチリジンの投与回避

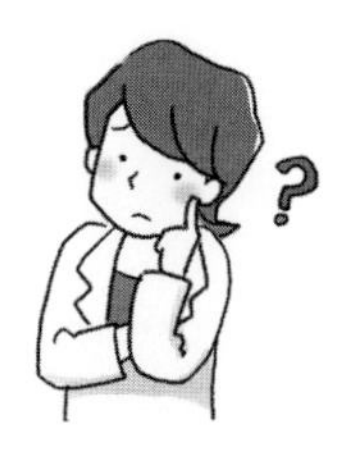

疾病・病態禁忌

■ 基礎情報とエピソード

年齢（性別）：74 歳（男性）

患者背景：奥様と二人暮らし。時短で現在も仕事をしている傍ら、家事と体の不自由な奥様の世話をしている。Ａクリニックには数年前から高血圧症、高コレステロール血症の治療で定期的に受診している。またＢ病院の腎臓内科にて腎性貧血の治療中であり定期的に受診している。

現病歴：高血圧症、高コレステロール血症、腎不全、腎性貧血

介入時考慮した項目：腎機能に適した薬剤量

薬の管理者：本人

服用できない剤形：なし

有害事象：なし

調剤時における注意点：なし

処方状況：

	医療機関	薬剤名	用量	用法
介入前	➡ Aクリニック	**レボセチリジン塩酸塩錠5mg**	**1錠**	**夕食後**
		ロスバスタチンカルシウム錠2.5mg	1錠	朝食後
		アスピリン腸溶錠100mg	1錠	朝食後
		エソメプラゾールマグネシウム水和物カプセル20mg	1cap	朝食後
		イルベサルタン錠100mg	1錠	朝食後
		アムロジピンベシル酸塩錠2.5mg	1錠	朝食後
	B病院	ポリスチレンスルホン酸カルシウムゼリー20%分包25g	3個	毎食後
▼	医療機関	薬剤名	用量	用法
介入後	➡ Aクリニック	ベタメタゾン吉草酸エステル・ゲンタマイシン硫酸塩軟膏0.12%	1日2回腕	塗布
		ロスバスタチンカルシウム錠2.5mg	1錠	朝食後
		アスピリン腸溶錠100mg	1錠	朝食後
		エソメプラゾールマグネシウム水和物カプセル20mg	1cap	朝食後
		イルベサルタン錠100mg	1錠	朝食後
		アムロジピンベシル酸塩錠2.5mg	1錠	朝食後
	B病院	ポリスチレンスルホン酸カルシウムゼリー20%分包25g	3個	毎食後

服薬コンプライアンス：良好
プロブレムリスト：#1　重度腎障害のある患者に対する処方

服薬支援・管理・処方介入の具体的内容

Aクリニックを定期受診し、処方箋を持って来局した際、定期薬に加えてレボセチリジン塩酸塩錠5mgが処方されていた。患者に確認したところ、「腕のかゆみが続き湿疹にもなっていたため、かゆみ止めの飲み薬が追加になった」とのことであった。対応した薬剤師は当該患者がB病院の腎臓内科に通院していることを認識しており、最新の腎機能を確認したところ、体表面積未補正推算糸球体濾過量（eGFRcr）が9.6mL/minであった。また血清クレアチニン（Cr）値は4.9mg/dLであり、性別・年齢・体重からCockcroft-Gault式*を用いて算出した推定クレアチニンクリアランス（Ccr）は11.6mL/minであった。

レボセチリジン塩酸塩錠は重度の腎障害（Ccr10mL/min未満）のある患者に禁忌であり、投与しないこと、Ccr10〜29mL/minの患者には2.5mgを週に2回（3〜4日に1回）に調整することになっている[1)]ため、医師に問い合わせを行った。その結果、レボセチリジン塩酸塩錠から外用薬のベタメタゾン吉草酸エステル・ゲンタマイシン硫酸塩軟膏に処方変更となった。

他職種との連携

処方医に患者の体表面積未補正eGFRcrは9.6mL/min、Ccrは11.6mL/minであることを伝え、レボセチリジン塩酸塩錠の投与について再検討するよう依頼した。その結果、外用薬へ変更となり、湿疹部分に塗布することになった。

介入結果

腎機能に影響を受けない外用薬のベタメタゾン吉草酸エステル・ゲンタマイシン硫酸塩軟膏に処方変更となり、患者には腕の湿疹部分に使用するよう伝えた。次の来局時に腕の症状を確認したところ、かゆみと湿疹は改善していた。

解説

レボセチリジン塩酸塩錠は、腎障害患者では血中濃度半減期の延長が認められ、血中濃度が増大するため、Ccrに応じて投与量の調節が必要である（表8-1）。腎機能の低下に伴い用量の減量と投与間隔をあける必要がある。さらにCcr10mL/min未満の重度の腎障害のある患者には禁忌であり、投与しないこととなっている[1)]。また、外国人データではあるが、腎機能正常者に比べ、Ccr10〜45mL/minの中等度の腎機能低下者では、レボセチリジン塩酸塩の$AUC_{0-\infty}$は約3.7倍増加し、$t_{1/2}$は約2.4倍に延長した[2)]。

表8-1　成人患者の腎機能に対応するレボセチリジン塩酸塩の用法および用量の目安[1)]

	クレアチニンクリアランス（mL/min）			
	≧80	50〜79	30〜49	10〜29
推奨用量	5mgを1日に1回	2.5mgを1日に1回	2.5mgを2日に1回	2.5mgを週に2回 (3〜4日に1回)

腎機能の程度を評価する数値では、Jaffe法で測定された血清Cr値に基づく推定Ccr値は、結果的にGFRに近似する。腎機能低下時の投与法の基準の根拠となる腎機能の評価法は統一されていない[3)]。

今回、当該患者の腎臓内科の検査データに血清Cr値（4.9mg/dL）および体表面積未補正eGFRcr（9.6mL/min）が記載されていた。患者は、74歳男性で、身長164cm、体重62kgであった。血清Cr値・性別・年齢・体重からCockcroft-Gault式*を用いて算出した推定Ccr値は11.6mL/minであった。eGFRcr値とCcr値で10mL/min未満の重度の腎障害に該当するかの評価が異なるが、10mL/min以上の中等度の腎障害でも血中濃度の増加と消失の遅延が起こるリスクが高いと考え、疑義照会を行い、レボセチリジン塩酸塩錠から外用薬のベタメタゾン吉草酸エステル・ゲンタマイシン硫酸塩軟膏に処方変更となった。

＊；Cockcroft-Gault式

$$\text{男性：Ccr} = \frac{(140-\text{年齢})\times\text{体重（kg）}}{72\times\text{血清クレアチニン値（mg/dL）}}$$

$$\text{女性：Ccr} = \frac{(140-\text{年齢})\times\text{体重（kg）}}{72\times\text{血清クレアチニン値（mg/dL）}}\times 0.85$$

知識の深掘り

1）腎機能低下時に注意が必要な第二世代抗ヒスタミン薬

レボセチリジンなどの第二世代抗ヒスタミン経口薬のうち、腎機能障害患者への投与に注意が必要な薬剤がある（表8-2）。症状発現時に臨時で処方される機会があるため、投与禁忌の薬剤、用量や用法の調節が必要な薬剤など注意点を把握しておくことが重要である。

表8-2　腎機能低下時に注意が必要な第二世代抗ヒスタミン経口薬の成人用量

（文献3）4）各薬剤の添付文書およびインタビューフォームより作成）

<table>
<tr><th rowspan="4">一般名</th><th rowspan="4">ブランド名
（先発品等の主な薬剤）</th><th colspan="7">GFRまたはCcr（mL/min）</th></tr>
<tr><th colspan="7">>80　70　60　50　40　30　20　10></th></tr>
<tr><th colspan="3">G2</th><th>G3a</th><th>G3b</th><th>G4</th><th>G5</th></tr>
<tr><th colspan="3">正常または軽度低下</th><th>軽度～
中等度低下</th><th>中等度～
高度低下</th><th>高度低下</th><th>末期腎不全
（ESKD）</th></tr>
<tr><td>アゼラスチン
塩酸塩</td><td>アゼプチン®</td><td colspan="7">1回1mg（気管支喘息は1回2mg）1日2回、
腎機能障害患者での設定なし</td></tr>
<tr><td>エバスチン</td><td>エバステル®</td><td colspan="7">1回5～10mg1日1回、
腎機能障害患者での設定なし</td></tr>
<tr><td>エピナスチン
塩酸塩</td><td>アレジオン®</td><td colspan="7">1回20mg（アレルギー性鼻炎は1回10～20mg）1日1回、
腎機能障害患者での設定なし</td></tr>
<tr><td>エメダスチン
フマル酸塩</td><td>レミカット®</td><td colspan="7">1回1～2mg1日2回、
腎機能障害患者での設定なし</td></tr>
<tr><td>オキサトミド</td><td>オキサトミド</td><td colspan="7">1回30mg1日2回、
腎機能障害患者での設定なし</td></tr>
<tr><td>オロパタジン
塩酸塩</td><td>アレロック®</td><td colspan="5">1回5mg1日2回</td><td colspan="2">高い血中濃度が持続
するおそれがある*1。</td></tr>
<tr><td>ケトチフェン
フマル酸塩</td><td>ザジテン®</td><td colspan="7">1回1mg1日2回、
腎機能障害患者での設定なし</td></tr>
<tr><td>セチリジン
塩酸塩</td><td>ジルテック®</td><td>1回10mg
1日1回
最大1日20mg</td><td colspan="3">1回10mg
1日1回</td><td>1回5mg
1日1回</td><td>1回5mg
2日に1回</td><td>禁忌</td></tr>
<tr><td>デスロラタジン</td><td>デザレックス®</td><td>1回5mg
1日1回</td><td colspan="6">腎機能障害患者で血漿中濃度が上昇するおそれがある*2。
患者の状態を観察しながら慎重に投与する。</td></tr>
<tr><td>ビラスチン</td><td>ビラノア®</td><td colspan="4">1回20mg
1日1回</td><td colspan="3">血漿中濃度が上昇するおそれがある*3。</td></tr>
<tr><td>フェキソフェナジン
塩酸塩</td><td>アレグラ®</td><td>1回60mg
1日2回</td><td colspan="6">腎機能障害患者で血漿中濃度が上昇するおそれがある*4。</td></tr>
<tr><td>ベポタスチン
ベシル酸塩</td><td>タリオン®</td><td colspan="3">1回10mg
1日2回</td><td colspan="4">腎機能障害患者には、低用量（例えば1回量5mg）から
投与するなど慎重に投与し、異常が認められた場合は
減量、休薬するなど適切な処置を行う*5。</td></tr>
<tr><td>メキタジン</td><td>ゼスラン®
ニポラジン®</td><td colspan="4">1回3mg
（気管支喘息は1回6mg）
1日2回</td><td colspan="3">腎障害のある患者の長期投与例で
臨床検査値異常としてBUN上昇が
見られることがある*6。</td></tr>
<tr><td>ルパタジン
フマル酸塩</td><td>ルパフィン®</td><td colspan="2">1回10mg
1日1回
最大20mg</td><td colspan="5">腎機能障害患者で活性代謝物であるデスロラタジンの
血漿中濃度が上昇するおそれがある*7。</td></tr>
<tr><td>レボセチリジン
塩酸塩</td><td>ザイザル®</td><td>1回5mg
1日1回
最大1日10mg</td><td colspan="3">1回2.5mg
1日1回</td><td>1回2.5mg
2日に1回</td><td>1回2.5mg
週に2回
（3～4日に1回）</td><td>禁忌</td></tr>
<tr><td>ロラタジン</td><td>クラリチン®</td><td colspan="5">1回10mg
1日1回</td><td colspan="2">ロラタジンおよび活性代謝物
descarboethoxyloratadine
（DCL）の血漿中濃度が
上昇するおそれがある*8。</td></tr>
</table>

GFR；糸球体濾過量
Ccr；クレアチニンクリアランス

＊1；腎機能低下患者（Ccr：2.3～34.4mL/min）に10mgを単回投与したとき、健康成人と比較して最高血中濃度（C_{max}）が2.3倍上昇、血中濃度半減期（$t_{1/2}$）が1.3倍延長、血中濃度曲線下面積（AUC）が8倍増加した。血液透析患者では健康成人と比較してC_{max}が2.5倍上昇、AUCが約10倍増加した。

＊2；軽度（Ccr：51～80mL/min/1.73m²）、中等度（Ccr：30～50mL/min/1.73m²）または重度（Ccr：10～29mL/min/1.73m²）の外国人慢性腎機能障害患者に 5mg を 1 日 1 回 14 日間反復経口投与したとき、健康成人（Ccr：>80mL/min/1.73m²）と比較して C_{max} および $AUC_{0\text{-}24hr}$ は軽度～中等度腎機能障害患者で約 1.3～2.1 倍、重度腎機能障害患者で約 2.6 倍に、それぞれ上昇した。外国人末期腎不全患者に 7.5mg（承認用量外）を空腹時に単回経口投与後4～8 時間（計 4 時間）に血液透析を行ったとき、ほとんど除去されなかった（除去率：投与量の 0.3%）。

＊3；腎機能正常［糸球体ろ過量（GFR）：>80mL/min/1.73m²］、軽度腎機能低下（GFR：50～80mL/min/1.73m²）、中等度腎機能低下（GFR：30～<50mL/min/1.73m²）、重度腎機能低下（GFR：<30mL/min/1.73m²）の4グループの被験者に20mgを単回経口投与したとき、t_{max}は腎機能低下の重症度にかかわらず同程度の値であった。C_{max}は中等度腎機能低下で最も高いものの、$AUC_{0\text{-}inf}$は重症度が高くなるに従い増加し、腎機能正常被験者に比べ重度腎機能低下被験者のC_{max}は1.6倍、$AUC_{0\text{-}inf}$は2.3倍高かった。

＊4；成人の腎機能障害患者に80mgを単回投与したとき、Ccr：41～80mL/minおよび11～40mL/minの患者におけるフェキソフェナジンのC_{max}は健康成人と比較して、それぞれ1.5倍および1.7倍高く、平均$t_{1/2}$はそれぞれ1.6倍および1.8倍長かった。また、透析患者（Ccr：≦10mL/min）におけるフェキソフェナジンのC_{max}は健康成人と比較して、1.5倍高く、平均$t_{1/2}$は1.4倍長かった。

＊5；腎機能障害患者（Ccr：6～70mL/min）に5mgを単回経口投与したとき、腎機能正常者と比較して腎機能低下に伴いC_{max}は若干上昇し、AUCは明らかに上昇した。腎機能障害患者に反復経口投与したときの定常状態におけるC_{max}は腎機能正常者に比べ1.2～1.8倍に増加することが予測された。

＊6；気管支喘息の承認時までの調査において、18週以上長期投与された63例において、BUNが検査された53例のうち臨床検査値異常として2例でBUNが上昇した（19.4→22.2mg/dL、15.8→21.9mg/dL）。いずれの症例も担当医より因果関係は否定されたが慎重を期して記載した。なお、使用成績調査において、腎疾患合併患者143例（18,552例中）に使用されたが、腎障害あるいは腎機能異常の副作用が発現したことはなかった。

＊7；未変化体で排泄されることはほとんどなく、CYP3A4により速やかに活性代謝物であるデスロラタジンへ代謝され、排泄された。また、ルパタジンと類似構造を有するロラタジンを腎障害患者に単回経口投与したとき、ロラタジンの活性代謝物であるデスロラタジンのC_{max}およびAUCが増加することが報告されていることから設定された。

＊8；外国での臨床試験では、腎障害患者（Ccr：<29mL/min）に40mgを経口投与したときの血漿中濃度のC_{max}およびAUCは、健康成人と比較して、ロラタジンは1.5～1.7倍、活性代謝物descarboethoxyloratadine（DCL）は約2倍に上昇した。また、腎障害患者におけるロラタジンおよびDCLの$t_{1/2}$はそれぞれ平均8時間および20時間であり、いずれも健康成人と明らかな差は認められなかった。

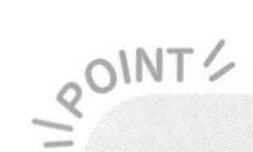

腎機能の程度を評価し、その程度に応じて使用できる薬剤、用法・用量を選択する。

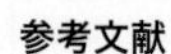
参考文献

1） ザイザル®錠5mg　添付文書
2） ザイザル®錠5mg　インタビューフォーム
3） 日本腎臓病薬物療法学会、腎機能低下時に最も注意の必要な薬剤投与量一覧2022年改訂　35版
4） 日本腎臓学会、エビデンスに基づくCKD診療ガイドライン2018

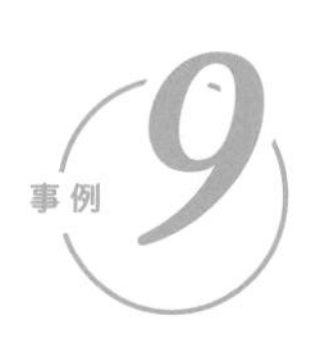

麻黄含有薬剤 防風通聖散エキス顆粒服用中にdl-イソプレナリン塩酸塩が処方 併用禁忌

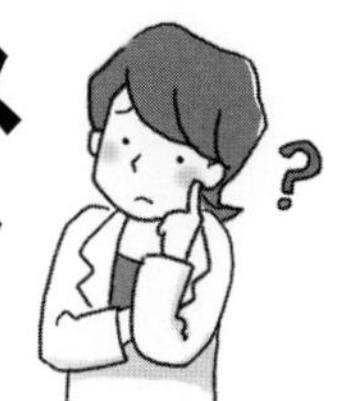

■ 基礎情報とエピソード

年齢（性別）：32歳（女性）

患者背景：お腹周りの脂肪が気になり体重がなかなか減らないため内科を受診し、防風通聖散エキス顆粒を継続服用している。頭がくらくらするように感じ、少し気分が悪くなることもあったので、かかりつけの内科を受診した。

現病歴：肥満症、便秘症

介入時考慮した項目：併用禁忌

薬の管理者：本人

服用できない剤形：なし

有害事象：なし

調剤時における注意点：なし

処方状況：

		薬剤名	用量	用法
介入前	➡	**dl-イソプレナリン塩酸塩カプセル7.5mg**	**3cap**	**毎食後**
		防風通聖散エキス顆粒	7.5g	毎食前

▼

		薬剤名	用量	用法
介入後	➡	**ベタヒスチンメシル酸塩錠6mg**	**3錠**	**毎食後**
		防風通聖散エキス顆粒	7.5g	毎食前

服薬コンプライアンス：良好

プロブレムリスト：#1　併用禁忌に対する別薬剤の選択

服薬支援・管理・処方介入の具体的内容

患者が内科を受診後に臨時処方の処方箋を持って来局した。薬剤師が処方内容を確認したところ、dl-イソプレナリン塩酸塩カプセルのみの処方が記載されていた。薬歴を確認したところ、防風通聖散エキス顆粒を定期服用していることがわかった。防風通聖散には、dl-イソプレナリン塩酸塩と併用禁忌になっているエフェドリンを主成分とするマオウ（麻黄）が含まれており、2剤の併用により不整脈、場合によっては心停止が起こる可能性が危惧された。

薬剤師は処方医に疑義照会を行い、処方の再検討を依頼した結果、ベタヒスチンメシル酸塩錠に変更になった。

他職種との連携

処方医に定期処方されている防風通聖散に含まれるエフェドリンが、dl-イソプレナリン塩酸塩と併用禁忌であることを伝え、処方の再検討を依頼した。その結果、併用が可能なベタヒスチンメシル酸塩錠に変更になった。

介入結果

ベタヒスチンメシル酸塩錠に処方変更になり、防風通聖散と併用し、症状が治まるか様子を見るように伝えた。次の定期受診後に来局され、問題なく服用でき、症状は治まったことを確認した。

解説

dl-イソプレナリン塩酸塩は、β受容体に作用し、細胞内のアデニールシクラーゼを活性化することにより細胞内のアデノシン三リン酸（ATP）を環状アデノシン一リン酸（cAMP）に変換し、これを介して種々の薬理作用（脳・末梢血管の拡張、心送血量の増加およびヒスタミン遊離抑制等）を発揮し、これによりめまいを改善する[1]。

防風通聖散エキス顆粒は、18種類の生薬（カッセキ、オウゴン、カンゾウ、キキョウ、セッコウ、ビャクジュツ、ダイオウ、ケイガイ、サンシシ、シャクヤク、センキュウ、トウキ、ハッカ、ボウフウ、マオウ、レンギョウ、ショウキョウ、無水ボウショウ）を水のみで煎出して乾燥、顆粒剤とした漢方エキス製剤である[2]。これら構成生薬のうち、マオウには主成分としてエフェドリンが含まれており、通常の1日用量では総アルカロイド（エフェドリンおよびプソイドエフェドリン）が4～12mg含まれる[3]。一方、医療用医薬品として使用されているエフェドリン含有製剤では、成人の1日用量はエフェドリン塩酸塩として12.5～75mgの範囲である[4][5][6]。

dl-イソプレナリンおよびエフェドリンの構造はアドレナリン（エピネフリン）に類似しており（図9-1）、いずれもアドレナリン受容体に作用する。dl-イソプレナリンとエフェドリンの併用により「アドレナリン作動性神経刺激を著しく増大させると考えられ、不整脈、場合によっては心停止を起こすおそれがある」ため、併用禁忌となっている[1]。防風通聖散エキス顆粒とdl-イソプレナリンは併用注意ではあるが、「交感神経刺激作用が増強されることが考えられ、不眠、発汗過多、頻脈、動悸、全身脱力感、精神興奮等があらわれやすくなるので、減量するなど慎重に投与すること」とされている[2]。

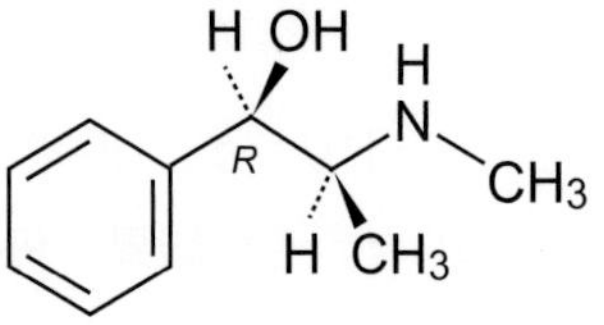

エフェドリン 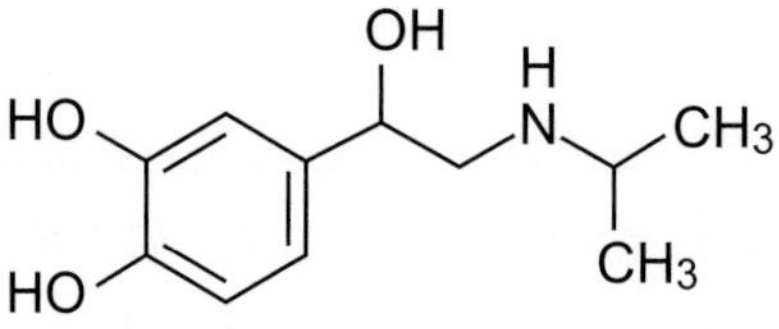　dl- イソプレナリン

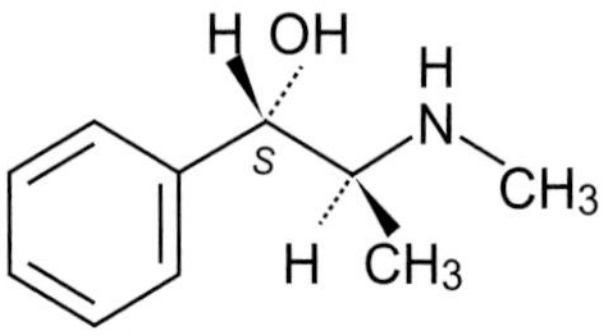

プソイドエフェドリン 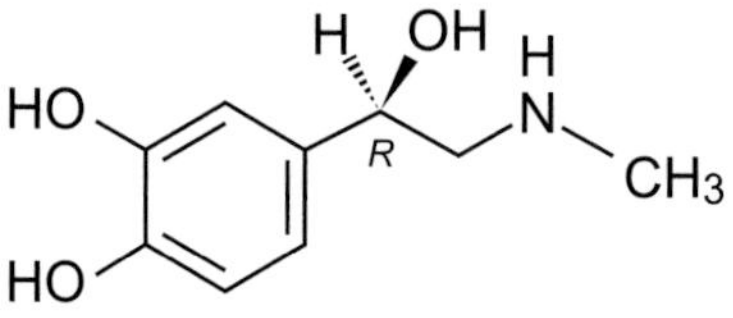　アドレナリン（エピネフリン）

図9-1　エフェドリン、プソイドエフェドリン、dl-イソプレナリンおよびアドレナリンの構造式

今回の事例では、防風通聖散エキス顆粒のエフェドリンの量はエフェドリン含有製剤より少ないが、dl-イソプレナリンとエフェドリンの相互作用により心機能への重大な影響が出ることを回避する必要があると考えた。処方はベタヒスチンメシル酸塩錠に変更となり、患者の症状を改善することができた。

■ 知識の深掘り

1）麻黄を含有する漢方薬

医療用医薬品として使用されている漢方薬のうち、現在麻黄（マオウ）を含む薬剤は16種あり、麻黄の1日最大含有量は越婢加朮湯の6gである（表9-1）。

エフェドリンおよびプソイドエフェドリンは、ドーピングにて競技会（時）で禁止される

**表9-1　麻黄（マオウ）を含む医療用漢方製剤と麻黄の1日量
および総アルカロイド（エフェドリンおよびプソイドエフェドリン）含量**

（文献3）各薬剤の添付文書より作成）

No.	薬剤名	麻黄の1日量（g）	総アルカロイド（エフェドリンおよびプソイドエフェドリン）含量（mg）
1	葛根湯	3	7〜21
		4	10〜30
2	葛根湯加川芎辛夷	3	9.5〜28.5
		4	13〜39
19	小青竜湯	3	8〜24
27	麻黄湯	5	15〜45
28	越婢加朮湯	6	−
52	薏苡仁湯	4	−
55	麻杏甘石湯	4	−
62	防風通聖散	1.2	4〜12
63	五積散	1	−
78	麻杏薏甘湯	4	−
85	神秘湯	3	−
		5	
95	五虎湯	4	−
127	麻黄附子細辛湯	4	−
180	桂芍知母湯	3	−
07 141	葛根加朮附湯	3	−
037	桂麻各半湯	2	−

−；定量の規定なし

「S6 興奮薬」とされている[7)]。麻黄は禁止物質であるエフェドリン類を含んでいるため注意が必要である[8)]。

2）めまいに使用される医薬品

漢方薬を除く内服医療用医薬品のうち、めまいの治療で使用される薬剤は、大きくメニエール病や内耳障害などに基づくめまい、脳や頭部の障害後の後遺症に伴うめまい、その他のめまいに分けられる（表9-2）。

表9-2　めまいに使用される内服医療用医薬品（漢方薬を除く）

（各代表薬剤の添付文書、インタビューフォームより作成）

薬剤名 適応症*	作用機序
アデノシン三リン酸二ナトリウム水和物 メニエール病および内耳障害に基づくめまい	ATPはその血行力学的ならびに生化学的作用により各組織の代謝を賦活する。
dl-イソプレナリン塩酸塩 内耳障害に基づくめまい	β受容体に作用し、細胞内のアデニールシクラーゼを活性化することにより細胞内のATPをcAMPに変換し、種々の薬理作用（脳・末梢血管の拡張、心送血量の増加およびヒスタミン遊離抑制等）を発揮する。
イフェンプロジル酒石酸塩 脳梗塞後遺症、脳出血後遺症に伴うめまいの改善	血管平滑筋弛緩作用、交感神経α受容体遮断作用などに基づく脳血流増加作用、脳ミトコンドリア呼吸機能の促進による脳代謝改善作用ならびに血小板凝集能の抑制による血液性状改善作用の3作用を発揮する。
イブジラスト 脳梗塞後遺症に伴う慢性脳循環障害によるめまいの改善	ホスホジエステラーゼ活性を阻害することにより、脳血流改善作用、抗血小板作用を発揮する。
クロチアゼパム 下記疾患におけるめまい・肩こり・食欲不振 自律神経失調症	視床下部および大脳辺縁系、特に扁桃核のベンゾジアゼピン受容体に作用し、不安・緊張などの情動異常を改善する。
ジフェニドール塩酸塩 内耳障害に基づくめまい	前庭系機能障害側の椎骨動脈の血管攣縮を緩解し、その血流を増加させることによって椎骨動脈血流の左右差を是正し、左右前庭系の興奮性の不均衡に由来するめまいを改善する。 めまいの原因となる末梢前庭からの異常なインパルスを前庭神経核および視床下部のレベルで遮断し、平衡系のアンバランスを是正する。
ジフェンヒドラミンサリチル酸塩・ジプロフィリン配合 下記の疾患または状態に伴う悪心・嘔吐・めまい 動揺病、メニエール症候群	めまい・頭痛の原因となる内耳迷路の興奮を抑制し、悪心・嘔吐の原因となる嘔吐中枢の興奮を鎮静する作用を発揮する。
ドロキシドパ 起立性低血圧を伴う血液透析患者における下記症状の改善 めまい・ふらつき・たちくらみ、倦怠感、脱力感	経口用ノルアドレナリン前駆物質であり、生体内に広く存在する芳香族L-アミノ酸脱炭酸酵素により直接ノルアドレナリンに変換され、ノルアドレナリンの補充・分泌促進を介して、末梢の交感神経機能を賦活することにより、血圧および脳血流の低下、運動抑制を改善すると考えられる。
ベタヒスチンメシル酸塩 下記の疾患に伴うめまい、めまい感 メニエール病、メニエール症候群、眩暈症	微小循環系、特に内耳の毛細血管前括約筋を弛緩し、内耳血管系の血流を増加するほか、内耳毛細血管の透過性を調整することにより、内リンパ水腫を除去する。また、内頸動脈の血流量を増加し、脳循環を改善して、めまい、めまい感を消退させる。
メクロフェノキサート塩酸塩 頭部外傷後遺症におけるめまい	詳細な作用機序は不明であるが、中枢神経賦活作用や抗低酸素作用を現すことが示されている。

*；めまい以外の適応症の記載は省略
ATP；アデノシン三リン酸
cAMP；環状アデノシン一リン酸

POINT

併用に注意が必要な生薬を含有する漢方製剤を把握しておく。

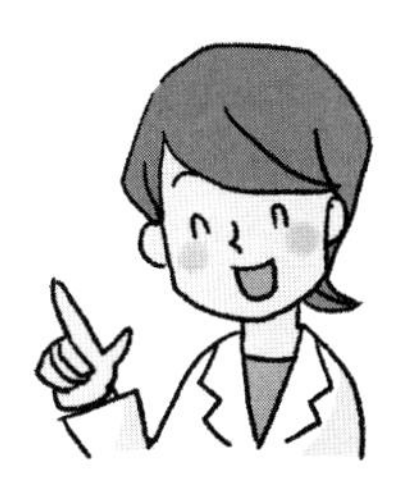

参考文献

1) イソメニール®カプセル7.5mg　インタビューフォーム
2) ツムラ防風通聖散エキス顆粒（医療用）　インタビューフォーム
3) 第十八改正日本薬局方（令和3年6月7日厚生労働省告示第220号）
4) アストフィリン®配合錠　添付文書
5) ヱフェドリン「ナガヰ」錠25mg　添付文書
6) セキコデ®配合シロップ　添付文書
7) 公益財団法人 日本アンチ・ドーピング機構、世界アンチ・ドーピング規程 2023禁止表国際基準（2023年1月1日発効）
8) 日本薬剤師会・日本スポーツ協会、薬剤師のためのアンチ・ドーピングガイドブック2022年版

白内障手術後のオミデネパグ イソプロピル点眼液の処方

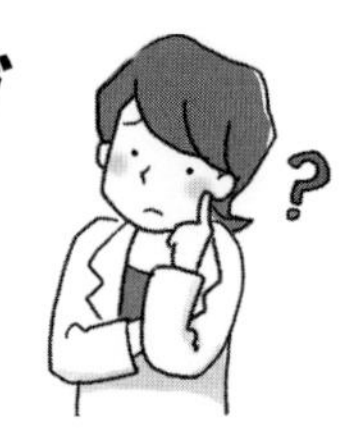

疾病・病態禁忌

■ **基礎情報とエピソード**

年齢（性別）：80 歳（女性）

患者背景：一昨年に眼科で緑内障および白内障と診断され、緑内障治療のためラタノプロスト点眼液0.005%が処方された。使用を開始して2ヶ月後、副作用である睫毛伸長が気になるとのことで、オミデネパグ イソプロピル点眼液0.002%に変更された。その後1年間継続して使用していた。白内障は定期的に受診して経過観察していた。

現病歴：高血圧症、脂質異常症、白内障、緑内障

介入時考慮した項目：白内障手術後の点眼薬の使用可否

薬の管理者：本人

服用できない剤形：なし

有害事象：なし

調剤時における注意点：目薬の薬袋に用法を記載

処方状況：

		薬剤名	用量	用法
介入前		➡ **オミデネパグ イソプロピル点眼液0.002%**	**1日1回 両眼**	**点眼**
		ヒアルロン酸ナトリウム点眼液0.1%	1日6回 両眼	点眼
	手術用の処方	ベタメタゾンリン酸エステルナトリウム眼耳鼻科用液0.1%	1日4回 右眼	点眼
		モキシフロキサシン塩酸塩点眼液0.5%	1日4回 右眼	点眼
		ネパフェナク懸濁性点眼液0.1%	1日4回 右眼	点眼
		ジクロフェナクナトリウム錠25mg	1錠	疼痛時
	併用薬	アムロジピンベシル酸塩口腔内崩壊錠5mg	1錠	朝食後
		シンバスタチン錠5mg	1錠	朝食後
		オルメサルタンメドキソミル口腔内崩壊錠10mg	1錠	朝食後
		エルデカルシトールカプセル0.75μg	1cap	朝食後
		ラロキシフェン塩酸塩錠60mg	1錠	朝食後
		酸化マグネシウム錠330mg	3錠	毎食後
		ケトプロフェンテープ40mg	1日1回	貼付
		ロキソプロフェンナトリウム水和物ゲル1%	1日3～4回	塗布

		薬剤名	用量	用法
介入後		➡（使用中止）		
		ヒアルロン酸ナトリウム点眼液0.1%	1日6回 両眼	点眼
	手術用の処方	ベタメタゾンリン酸エステルナトリウム眼耳鼻科用液0.1%	1日4回 右眼	点眼
		モキシフロキサシン塩酸塩点眼液0.5%	1日4回 右眼	点眼
		ネパフェナク懸濁性点眼液0.1%	1日4回 右眼	点眼
		ジクロフェナクナトリウム錠25mg	1錠	疼痛時
	併用薬	アムロジピンベシル酸塩口腔内崩壊錠5mg	1錠	朝食後
		シンバスタチン錠5mg	1錠	朝食後
		オルメサルタンメドキソミル口腔内崩壊錠10mg	1錠	朝食後
		エルデカルシトールカプセル0.75μg	1cap	朝食後
		ラロキシフェン塩酸塩錠60mg	1錠	朝食後
		酸化マグネシウム錠330mg	3錠	毎食後
		ケトプロフェンテープ40mg	1日1回	貼付
		ロキソプロフェンナトリウム水和物ゲル1%	1日3～4回	塗布

服薬コンプライアンス：やや不良（点眼を時々忘れる日がある）

プロブレムリスト：#1　眼内レンズ挿入眼の患者への点眼薬の使用
#2　片眼のみ白内障手術を受けている患者への適用

服薬支援・管理・処方介入の具体的内容

当該患者が眼科の処方箋を薬局に持参した。対応した薬剤師が確認したところ、今回手術用に使用する点眼薬３種が処方されており、右眼の白内障の手術をしたことがわかった。患者は眼科の定期薬としてオミデネパグ イソプロピル点眼液を使用しており、この点眼液は「無水晶体眼または眼内レンズ挿入眼の患者」には禁忌であったため[1)]、薬剤師は使用状況を患者に確認した。手術の前日まで両眼に使用していたが、手術当日は使用していないこと、手術後のオミデネパグ イソプロピル点眼液の使用については医師から指示を受けていないことがわかった。

白内障手術後はオミデネパグ イソプロピル点眼液を手術眼だけでなく、両眼に使用することを中止する必要があるため[2)]、眼科の医師に手術後の緑内障治療の点眼について確認した。医師から「手術していない左眼のみであれば使用して問題ないと思っていたため、手術後の診察の時に手術眼（右眼）のみ使用しないよう伝えるつもりであった」と回答があった。さらに「本日よりオミデネパグ イソプロピル点眼液の両眼への使用を中止し、手術後の経過を見て点眼薬を変更する」との回答があった。

薬剤師は患者にオミデネパグ イソプロピル点眼液の両眼への使用を中止し、自宅に残っている薬は廃棄するよう伝えた。また、緑内障治療については次回の診察時に主治医から説明がある旨も伝えた。

他職種との連携

眼科の主治医に白内障手術後はオミデネパグ イソプロピル点眼液の使用を両眼とも中止する必要があるため、手術後の緑内障治療の点眼薬の使用について確認した。その結果、主治医は本日よりオミデネパグ イソプロピル点眼液の使用を中止することにした。

オミデネパグ イソプロピル点眼液の製造販売業者の医薬情報担当者からも眼科の主治医へ情報提供するよう依頼した。

介入結果

オミデネパグ イソプロピル点眼液を中止した後、眼科で白内障の術後経過の診察を行い、視力低下および視力障害は起こっていないことを確認した。さらに手術6週後の来局時に緑内障の治療薬としてタフルプロスト点眼液0.0015%が処方されており、その間の眼圧の急激な上昇はなかったことを確認した。

■ 解 説

オミデネパグ イソプロピル点眼液の有効成分であるオミデネパグ イソプロピルは、プロスタノイド受容体の一種であるEP2受容体に選択的に作動する薬剤であり[3]、緑内障・高眼圧症治療薬として使用されている。「無水晶体眼または眼内レンズ挿入眼の患者」には、嚢胞様黄斑浮腫を含む黄斑浮腫、およびそれに伴う視力低下および視力障害を起こすおそれがあるため投与禁忌となっている[1]。禁忌の対象は眼単位ではなく患者単位であり、片眼のみ無水晶体眼または眼内レンズ挿入眼の患者で、その対側眼に投与することは禁忌に該当する[2]。国内臨床試験の安全性解析対象症例では黄斑浮腫の副作用はいずれも眼内レンズ挿入眼患者において認められているため、黄斑浮腫があらわれるリスクが高いとされている。黄斑浮腫では、浮腫が慢性化すると徐々に網膜の神経細胞が炎症を受け、視力の改善が遅れる、あるいは完全な回復が認められないことがあるため、早期の発見および治療開始が大切である[2]。投与後に視力低下や視力障害（見えづらい等）等の症状が認められた場合は、速やかに検査を行って黄斑浮腫であるかを確認し、投与中止等の適切な処置を行うことが必要である[4]。

今回の事例では、患者が持参した点眼薬から白内障の手術後であることがわかった。対応した薬剤師は製造販売業者の医薬情報担当者による製品説明会でオミデネパグ イソプロピル点眼液が白内障の手術をした患者には禁忌であることを聞いていた。定期薬としてオミデネパグ イソプロピル点眼液の処方歴があったことから使用状況を確認したところ、患者は手術前日まで使用していたことがわかった。さらに手術後のオミデネパグ イソプロピル点眼液の使用については眼科の医師から指示を受けていないことがわかった。対応した薬剤師は医師に疑義照会を行い、オミデネパグ イソプロピル点眼液の使用を中止することになった。患者にはオミデネパグ イソプロピル点眼液を廃棄するよう伝え、黄斑浮腫の副作用の発現を回避することができた。

知識の深掘り

1）黄斑浮腫

黄斑は、網膜の中心にあり、ものを見るための最も重要な役割を果たしている（図10-1）。黄斑浮腫とは、網膜障害の一つであり、黄斑部に浮腫性の変化を来す病態である。黄斑部に障害が起こると、視力低下、中心暗点、歪視症の症状が出現する[5)]。

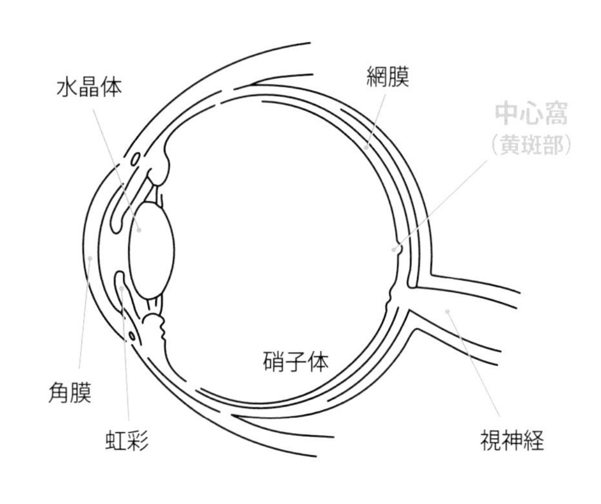

図10-1　眼の断面図

黄斑浮腫は、アドレナリン（エピネフリン）、ピロカルピン、ニプラジロール、ラタノプロスト、チモロール、カルテオロール、オミデネパグ イソプロピルなどの点眼により生じる。また、イマチニブ、タモキシフェン、パクリタキセル、フィンゴリモド、エルゴタミン、ビオグリタゾンなどの内服により生じる[5)]。

2）緑内障の薬物治療

① 治療の目的

緑内障による視野をはじめとする視機能の障害が進行することに伴って、患者の視覚の質と、それに伴う生活の質は低下する。緑内障治療の目的は、患者の視覚の質と、それに伴う生活の質を維持することである[6)]。

② 治療薬

今日広く使用されている緑内障治療薬、局所投与薬、点眼薬として、大きく8つのカテゴリーが存在している。①プロスタノイド受容体関連薬（FP受容体作動薬およびEP2受容体選択性作動薬）、②交感神経β受容体遮断薬（β遮断薬）、③炭酸脱水酵素阻害薬（局所投与製剤）、④交感神経α_2受容体作動薬（α_2作動薬）、⑤Rhoキナーゼ阻害薬〔Rho–associated coiled–coil forming kinase（ROCK）阻害薬〕、⑥副交感神経作動薬、⑦交感神経α_1受容体遮断薬（α_1遮断薬）、⑧イオンチャネル開口薬である。また全身投与薬、内服薬として、⑨炭酸脱水酵素阻害薬（全身投与製剤）、⑩高張浸透圧薬の2つのカテゴリーがある[6]。

表10-1　緑内障治療薬一覧　（文献6）各薬剤の添付文書より作成）（配合剤、注射薬を除く）

投与経路	カテゴリー			薬剤名	点眼回数（回／日）
点眼	①	プロスタノイド受容体関連薬			
			FP受容体作動薬	タフルプロスト	1
				トラボプロスト	
				ビマトプロスト	
				ラタノプロスト	
			EP2受容体選択性作動薬	オミデネパグ イソプロピル	1
	②	交感神経β受容体遮断薬（β遮断薬）			
			β受容体非選択性遮断薬	カルテオロール	2 1（持続性製剤）
				チモロール	
			β_1受容体選択性遮断薬	ベタキソロール	2
			$\alpha_1\beta$受容体遮断薬	ニプラジロール	2
				レボブノロール	1〜2
	③	炭酸脱水酵素阻害薬（局所投与製剤）		ドルゾラミド	3
				ブリンゾラミド	2〜3
	④	交感神経α_2受容体作動薬（α_2作動薬）		ブリモニジン	2
	⑤	ROCK阻害薬		リパスジル	2
	⑥	副交感神経作動薬		ジスチグミン	1〜2
				ピロカルピン	3〜5
	⑦	交感神経α_1受容体遮断薬（α_1遮断薬）		ブナゾシン	2
	⑧	イオンチャネル開口薬		イソプロピル ウノプロストン	2
経口	⑨	炭酸脱水酵素阻害薬（全身投与製剤）		アセタゾラミド	
	⑩	高張浸透圧薬		イソソルビド	

ROCK阻害薬;Rho-associated coiled-coil forming kinase（Rhoキナーゼ）阻害薬

\\POINT//

薬局で、現病歴や既往歴などと併せて手術予定などの患者情報を聴取し、処方鑑査および服薬指導を行うことが重要である。

参考文献

1） エイベリス®点眼液0.002%　添付文書
2） エイベリス®点眼液0.002%　適正使用ガイド
3） Kirihara T, et al, Pharmacologic Characterization of Omidenepag Isopropyl, a Novel Selective EP2 Receptor Agonist, as an Ocular Hypotensive Agent, Invest Ophthalmol Vis Sci, 59（1）：145-153（2018）
4） エイベリス®点眼液0.002%　インタビューフォーム
5） 厚生労働省、重篤副作用疾患別対応マニュアル「網膜・視路障害」（令和元年９月改定）
6） 日本緑内障学会緑内障診療ガイドライン改訂委員会、緑内障診療ガイドライン（第５版）、日本眼科学会雑誌、126（2）：85-177（2022）

上田利幸 (うえだ としゆき)

サエラ薬局グループ北陸エリアマネジャー ／ サエラ薬局社外報告研究会代表

2005年金沢大学薬学部製薬化学科卒業。同年サエラ薬局入社。魚津店勤務、新湊店店長を経て、2015年サエラ薬局北陸エリアマネジャーに就任。2020年社外報告研究会を発足。

川本　亮 (かわもと あきら)

サエラ薬局グループ店舗支援部 課長 ／ サエラ薬局社外報告研究会メンバー

2001年京都薬科大学薬学部卒業。同年サエラ薬局入社。魚津店勤務、西宮北口店店長、豊里店店長、上本町店店長、エリアマネジャーを経て、2023年店舗支援部課長に就任。

野見真人 (のみ まなと)

サエラ薬局戸田公園店 主任・管理薬剤師 ／ サエラ薬局社外報告研究会メンバー

2019年近畿大学薬学部医療薬学科卒業。同年サエラ薬局入社。くずは駅前店、習志野台店勤務を経て、2022年戸田公園店主任-管理薬剤師に就任。

枡田有紀 (ますだ ゆき)

サエラ薬局阪神尼崎店 主任 ／ サエラ薬局社外報告研究会メンバー

2009年神戸学院大学薬学部卒業。同年サエラ薬局入社。阪神尼崎店勤務、2017年主任に就任。

宮本啓悟 (みやもと けいご)

サエラ薬局八尾店 店長・管理薬剤師 ／ サエラ薬局社外報告研究会メンバー

2008年神戸薬科大学衛生薬学科卒業。同年サエラ薬局入社。黒部店勤務、穴水店店長を経て、2020年八尾店店長に就任。

八代醍恵子 (やしろだい けいこ)

サエラ薬局くずは駅前店 店長・管理薬剤師 ／ サエラ薬局社外報告研究会メンバー

1994年武庫川女子大学薬学部卒業。1999年サエラ薬局入社。ププル店店長、あんず薬局香里園店店長を経て、2019年くずは駅前店店長に就任。

■ サエラ社外報告研究会および出版協力者

中川三智瑠	館野店 シニア店長	摂南大学 薬学部
青木 駿	三鷹店 シニア店長	武蔵野大学 薬学部
井上愛季子	北与野店 主任	北里大学 薬学部
戎 晃嗣	館野店 主任	摂南大学 薬学部
粕谷 美裕	江古田店 主任	帝京大学 薬学部
黒野 聖爾	副社長	名城大学 薬学部
坂田 勝巳	店舗支援部 部長	摂南大学 薬学部
塩見百合惠	店舗開発本部	昭和大学 薬学部
下路 静佳	取締役	神戸女子薬科大学※1 薬学部
曽根麻里奈	金沢文庫店	星薬科大学 薬学部
高橋 伸明	店舗支援部 副部長	名城大学 薬学部
多田 司	専務取締役	北里大学 薬学部
俵元恵璃奈	学園前店	京都薬科大学 薬学部
中澤 智世	池上店 主任	星薬科大学 薬学部
戸田 一輝	蒲田店 シニア店長	横浜薬科大学 薬学部
中西 秀之	取締役	大阪薬科大学※2 薬学部
新田 優生	くずは駅前店 主任	京都文教短期大学 食物栄養学科
橋本 良太	上席研究員	大阪薬科大学大学院※2 薬学部・薬学研究科
宮本 彩佳	三鷹店	北里大学 薬学部
渡邊 渥文	上本町店	大阪大谷大学 薬学部
安福 一嘉	金沢文庫店 主任	横浜薬科大学 薬学部
吉川 馨	館野店	横浜薬科大学 薬学部

※1 現神戸薬科大学　※2 現大阪医科薬科大学

サエラ薬局グループ薬局一覧（2023年3月現在）

関東

北与野店 [TEL] 048-711-5241
〒338-0001 埼玉県さいたま市中央区上落合1丁目11-15　アスク新都心ビル1F

わらび店 [TEL] 048-290-8140
〒335-0002 埼玉県蕨市塚越1丁目6番14号　第一商事ビル 103号室

戸田公園店 [TEL] 048-420-9135
〒335-0023 埼玉県戸田市本町4丁目16番17号　戸田公園駅前テーワイビル1階

館山店 [TEL] 0470-20-5281
〒294-0051 千葉県館山市正木4304-9

習志野台店 [TEL] 047-402-5350
〒274-0063 千葉県船橋市習志野台4-13-9　クイーンハイツ103号室

館野店 [TEL] 0470-30-8022
〒294-0014 千葉県館山市山本1192-1番地

北習志野店 [TEL] 047-401-5650
〒274-0063 千葉県船橋市習志野台1丁目38-11-1階

浜田山店 [TEL] 03-3313-1158
〒168-0065 東京都杉並区浜田山4丁目16-4-119　ライオンズ浜田山セントマークス

三鷹店 [TEL] 0422-50-1771
〒180-0006 東京都武蔵野市中町1丁目12-10　スカイゲートタワー 5階

蒲田店 [TEL] 03-6424-9981
〒144-0052 東京都大田区蒲田5-28-18 ソシオミューズK5 1階

武蔵小金井店 [TEL] 042-316-1840
〒184-0004 東京都小金井市本町5丁目15-8　ラメゾンブランシュ1階-A

大森店 [TEL] 03-6423-1318
〒143-0016 東京都大田区大森北1丁目2番2号　福和ビル1階

池上店 [TEL] 03-5755-3650
〒146-0082 東京都大田区池上7丁目6番5号　池上メディカルブリッジ1階

江古田店 [TEL] 03-6915-3061
〒176-0005 東京都練馬区旭丘1丁目76番地8号

高田駅前店 [TEL] 045-540-7522
〒223-0065 神奈川県横浜市港北区高田東4-23-4

東戸塚店 [TEL] 045-443-6016
〒244-0801 神奈川県横浜市戸塚区品濃町549-6　ドムス常盤1階

金沢文庫店 [TEL] 045-349-4916
〒236-0042 神奈川県横浜市金沢区釜利谷東2丁目2番18号　テルザ金沢文庫 1階

北陸

すみれ薬局　魚津店 [TEL] 0765-25-0258
〒937-0041 富山県魚津市吉島字中川原8-3

黒部店 [TEL] 0765-54-5070
〒938-0031 富山県黒部市三日市1074

新湊店 [TEL] 0766-83-7525
〒934-0049 富山県射水市鏡宮109

北陸

穴水店 [TEL] 0768-52-3820
〒927-0053 石川県鳳珠郡穴水町此木壱143番1

東海

春日井店 [TEL] 0568-93-1600
〒480-0305 愛知県春日井市坂下町5-1215-810

勝川駅前店 [TEL] 0568-35-6888
〒486-0931 愛知県春日井市松新町1丁目3番地　ルネッサンスシティ勝川一番街3階

砂田橋店 [TEL] 052-715-5330
〒461-0045 愛知県名古屋市東区砂田橋4丁目1番52号 コノミヤ1階

ひなが店 [TEL] 059-349-5840
〒510-0891 三重県四日市市日永西3丁目17番19-1号

京都

つばき薬局 （男山店） [TEL] 075-925-8961
〒614-8366 京都府八幡市男山泉19-1

つばき薬局　美濃山店 [TEL] 075-925-7014
〒614-8294 京都府八幡市欽明台北4-1-101（欽明台クリニックプラザ）

大阪

泉佐野店 [TEL] 072-460-2501
〒598-0013 大阪府泉佐野市中町2丁目5-32

境川店 [TEL] 06-6585-2130
〒550-0024 大阪府大阪市西区境川1丁目1-31

すみれ店 [TEL] 06-6476-5539
〒555-0001 大阪府大阪市西淀川区佃3丁目2番26号

豊里店 [TEL] 06-6379-6305
〒533-0013 大阪府大阪市東淀川区豊里7-19-7

泉大津店 [TEL] 0725-20-5560
〒595-0061 大阪府泉大津市春日町2-11

茨木白川店 [TEL] 072-636-9366
〒567-0832 大阪府茨木市白川1-3-18

八尾店 [TEL] 072-990-3633
〒581-0818 大阪府八尾市美園町4-155-3

箕面店 [TEL] 072-720-0711
〒562-0001 大阪府箕面市箕面6-4-40

古市店 [TEL] 072-950-3150
〒583-0853 大阪府羽曳野市栄町2-4 松井ビル1F

深江橋店 [TEL] 06-6961-4501
〒536-0021 大阪府大阪市城東区諏訪2-5-14

牧野店 [TEL] 072-836-0052
〒573-1134 大阪府枚方市養父丘2-12-24

同仁薬局 [TEL] 072-684-0169
〒569-1115 大阪府高槻市古曽部町1丁目4-1-1階

新森店 [TEL] 06-6958-1520
〒535-0022 大阪府大阪市旭区新森7丁目9-9　サンファミリー101

大阪

もみじ薬局 [TEL] 072-864-0752
〒573-1124 大阪府枚方市養父東町64-1

土師ノ里店 [TEL] 072-931-7710
〒583-0007 大阪府藤井寺市林5-7-28

鶴見店 [TEL] 06-6914-3585
〒538-0053 大阪府大阪市鶴見区鶴見3-13-35　グリーンビューつるみ

上本町店 [TEL] 06-6774-0822
〒543-0027 大阪府大阪市天王寺区筆ヶ崎町5-52 ウェルライフ上本町207号

くずは駅前店 [TEL] 072-836-3255
〒573-1121 大阪府枚方市楠葉花園町11番3-102号

アリオ鳳店 [TEL] 072-272-8826
〒593-8325 大阪府堺市西区鳳南町3丁199-12　アリオ鳳アリオモール2階2110

今里店 [TEL] 06-6978-3600
〒537-0014 大阪市東成区大今里西1丁目26番5号 ロハスプラザ今里101

真法院店 [TEL] 06-4305-6620
〒543-0041 大阪府大阪市天王寺区真法院町7-31

和泉中央店 [TEL] 0725-57-6761
〒594-0041 大阪府和泉市いぶき野5-1-2 PIVO和泉中央2階

高槻店 [TEL] 072-685-2242
〒569-1115 大阪府高槻市古曽部町2-13-27

あんず薬局　千里山東店 [TEL] 06-6337-8855
〒565-0842 大阪府吹田市千里山東4-6-10 ウエストフィールド7　2号室

梅田東店 [TEL] 06-6361-7001
〒530-0016 大阪府大阪市北区中崎1丁目2-25 アクシオ梅田東1階

藤井寺店 [TEL] 072-939-1121
〒583-0007 大阪府藤井寺市林2丁目6-22

都島店 [TEL] 06-6927-7150
〒534-0021 大阪市都島区都島本通5丁目14番10号　JN1ビル　1階

今川店 [TEL] 06-6706-5933
〒546-0003 大阪府大阪市東住吉区今川3-12-12-1F

あんず薬局　豊中店 [TEL] 06-6840-6116
〒560-0035 大阪府豊中市箕輪2丁目2-22

千里中央店 [TEL] 06-6170-1903
〒560-0085 大阪府豊中市上新田2丁目24-50-2

枚方店 [TEL] 072-800-1941
〒573-1194 大阪府枚方市中宮北町1番15号

今里北店 [TEL] 06-4307-6407
〒537-0014 大阪府大阪市東成区大今里西1丁目17-23

上野芝店 [TEL] 072-242-4712
〒593-8301 大阪府堺市西区上野芝町2丁3番18号ー1階

大阪

ドームシティ店 [TEL] 06-6695-7670
〒550-0024 大阪府大阪市西区境川１丁目1番34号

法円坂店 [TEL] 06-4392-7481
〒540-0013 大阪市中央区内久宝寺町2丁目3番26号1階

平野駅前店 [TEL] 06-6710-4951
〒547-0047 大阪市平野区平野元町10番38号　ヘスティア102号

漢方みず堂　サエラ薬局　本町店 [TEL] 06-6575-9056
〒550-0005 大阪府大阪市西区西本町１丁目10-3　新松岡ビル1F

兵庫

たんぽぽ店　（東灘店） [TEL] 078-435-0755
〒658-0016 兵庫県神戸市東灘区本山中町3-1-14 ローテローゼ本山　1階

灘店 [TEL] 078-241-7111
〒651-0065 兵庫県神戸市中央区割塚通3-1-3

西宮北口店 [TEL] 0798-69-1460
〒663-8035 兵庫県西宮市北口町1番2号401a

仁川店 [TEL] 0798-56-1487
〒665-0061 兵庫県宝塚市仁川北2-5-1

神戸長田店 [TEL] 078-574-1872
〒653-0013 兵庫県神戸市長田区一番町2-1-1

阪神尼崎店 [TEL] 06-4868-4189
〒660-0827 兵庫県尼崎市西大物町12-41　アマゴッタ4F

芦屋店 [TEL] 0797-25-1401
〒659-0093 兵庫県芦屋市船戸町1-29　芦屋駅西ビル5F

武庫之荘店 [TEL] 06-4950-0371
〒661-0035 兵庫県尼崎市武庫之荘1丁目37-14-1F

甲東園店 [TEL] 0798-31-2714
〒662-0812 兵庫県西宮市甲東園3丁目2番29号　アプリ甲東2階203号室

宝塚店 [TEL] 0798-31-0983
〒665-0061 兵庫県宝塚市仁川北2丁目5-1　さらら仁川北館118号

奈良

生駒店 [TEL] 0743-71-7337
〒630-0256 奈良県生駒市本町5-9

学園前店 [TEL] 0742-40-1106
〒631-0036 奈良県奈良市学園北1-9-1 パラディ学園前2 5F

登美ヶ丘店 [TEL] 0742-53-3501
〒631-0003 奈良県奈良市中登美ヶ丘6-3-3　リコラス登美ヶ丘Ａ棟1階

なかとみ店 [TEL] 0742-81-9272
〒631-0003 奈良県奈良市中登美ヶ丘6丁目 3-5-101号

中国

倉敷店 [TEL] 086-423-6107
〒710-0826 岡山県倉敷市老松町4-11-35

倉敷2号店 [TEL] 086-441-6500
〒710-0826 岡山県倉敷市老松町4-2-44

株式会社サエラ

1997年の兵庫県神戸市での初出店を創業に、保険薬局の運営、健康増進事業を主たる事業として、関西、関東、東海、北陸、岡山に調剤薬局を展開し、2023年3月現在、80店舗を運営している。

コーポレートコンセプトは、「全従業員と家族の幸福を追求するとともに、その幸せに氣付き、感謝できる心を育み、社会の成長発展に貢献する」こと。そして、「患者様のための薬局作りを目指し、いつも患者様に真心をこめて安全・安心を提供します」を是とし、学びを絶やさず、常に新たなチャレンジを続けることでプロとしての専門スキルを磨き、人間性豊かな社会人であることを目指している。また、「健康教室」の開催、「在宅訪問」による高齢者支援など、地域に視座した活動にも積極的に取り組んでいる。

系列グループ内には、介護事業・クリニック事業・開業支援事業・不動産事業があり、各事業が密に連携することで、健康的な地域社会創りに貢献している。

サエラのロゴマークは、「花を両手で包み込む」をモチーフにしており、患様者に花を両手で包み込む時のように、優しく・真心をこめて接するという意味が込められている。

薬局薬剤師による
『プレアボイド』実学2

2023年4月20日　第1刷発行

監　修　恩田光子
大阪医科薬科大学薬学部 教授

編　著　サエラ社外報告研究会

発行人　小池由久

発行所　株式会社サエラ
大阪府大阪市中央区本町2-2-5 本町第2ビル3F
TEL 06-6263-2111　FAX 06-6263-2112　URL https//www.saera-ph.co.jp/

発売元　株式会社 日本経営LINK
大阪府豊中市寺内2-13-3 日本経営ビル
出版事業部
東京都品川区東品川2-2-20　天王洲オーシャンスクエア22F
TEL 03-5781-0600　FAX 03-5781-0599

印刷・製本　有限会社 ダイキ

© Saera Pharmacy Group, 2023　Printed in Japan

ISBN978-4-904502-40-2　C3047

※ 乱丁・落丁本は送料小社負担にてお取替えします。ただし、古書店でお買い上げの本はお取替えいたしかねます。

※ 本書の無断複製（コピー、スキャン、デジタル化）、ならびに無断複製物の譲渡及び配信は、著作権上の例外を除き禁じられています。